中国医学临床百家·病例精解

首都医科大学附属北京地坛医院

感染病理学

病 例 精 解

金荣华 ◎ 总主编

王 鹏　周新刚 ◎ 主 编

U0333132

科学技术文献出版社
SCIENTIFIC AND TECHNICAL DOCUMENTATION PRESS

·北京·

图书在版编目（CIP）数据

首都医科大学附属北京地坛医院感染病理学病例精解 / 王鹏，周新刚主编. —北京：科学技术文献出版社，2024.3
ISBN 978-7-5235-1190-9

Ⅰ . ①首… Ⅱ . ①王… ②周… Ⅲ . ①感染—疾病学—病理学—病案 Ⅳ . ① R4

中国国家版本馆 CIP 数据核字（2024）第 039507 号

首都医科大学附属北京地坛医院感染病理学病例精解

策划编辑：蔡 霞	责任编辑：陈 安	责任校对：王瑞瑞　　责任出版：张志平

出 版 者　科学技术文献出版社
地　　 址　北京市复兴路15号　　邮编　100038
编 务 部　（010）58882938，58882087（传真）
发 行 部　（010）58882868，58882870（传真）
邮 购 部　（010）58882873
官 方 网 址　www.stdp.com.cn
发 行 者　科学技术文献出版社发行　全国各地新华书店经销
印 刷 者　北京虎彩文化传播有限公司
版　　 次　2024 年 3 月第 1 版　2024 年 3 月第 1 次印刷
开　　 本　787×1092　1/16
字　　 数　124千
印　　 张　11.5
书　　 号　ISBN 978-7-5235-1190-9
定　　 价　118.00元

首都医科大学附属北京地坛医院病例精解

编委会

首都医科大学附属北京地坛医院
感染病理学
病例精解

编委会

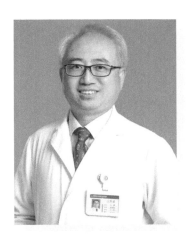

王鹏

医学博士，主任医师，现任首都医科大学附属北京地坛医院病理科主任。先后在首都医科大学附属北京友谊医院病理科、北京协和医院病理科学习和工作，2009年赴美国华盛顿大学医学院 Lauren Ackerman 病理学和免疫学系深造。回国后调入首都医科大学附属北京地坛医院工作，历任病理科主任、医务处处长、检验中心主任。2014年挂职北京市平谷区卫生局副局长。社会任职有欧美同学会（中国留学人员联谊会）第七届理事会第一次会议理事，中华医学会病理学分会第八、第九届细胞学组常务委员，中国病理学工作者委员会细胞学组副组长，北京医学会病理学分会第九届委员，北京医学会肝病学分会第一届委员等。在科研工作方面，发表论文110余篇，其中 SCI 收录英文文章50余篇；主译或参编论著7部；主持和参与重大专项或省部级课题6项。

主编简介

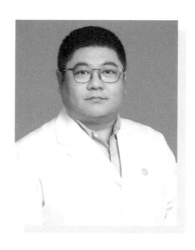

周新刚

  医学博士，副主任医师，现为首都医科大学附属北京地坛医院病理科诊断医生、医疗质量质控员。自 2008 年开始从事临床病理诊断工作，熟悉并掌握各种常见病的病理诊断，先后师从我国著名肝脏病理学家郎振为教授和王泰龄教授，对肝脏病理学诊断有较丰富的经验。近年来以共同作者身份发表 SCI 及核心期刊收录文章 30 余篇，其中担任第一作者及通讯作者的文章 16 篇。参与多项国家级及市局级科研课题。社会任职包括中华医学会病理学分会感染病理学组秘书、中华医学会结核病学分会病理专业委员会委员、中国医学装备协会医学实验室装备与技术分会委员、北京医学会病理学分会神经病理学组委员、北京肿瘤病理精准诊断研究会常务委员等。担任 *Tumor Discovery* 杂志编委及多本外文期刊的特约审稿人。

序 言

　　疾病诊疗过程，如同胚胎发育过程，在临床实践的动态变化中孕育、萌发、生长和长成。这一过程需要逻辑思维和临床推理，充满了趣味和挑战。临床医生必须知道如何依据基础病理生理学知识来优先选择检查项目并评估获得的信息，向患者提供安全、可靠和有效的诊疗。

　　患者诊疗问题的解决，一方面，离不开医生与患者面对面的沟通交流；另一方面，在以上基础上进行临床推理（涉及可清晰描述的、可识别的和可重复的若干项启发性策略），这一过程包括最初设想的形成、一种或多种假设的产生、问诊策略的进一步扩展或优化，以及适当临床技能的应用，最终找到病症所在。

　　以案为思，以案促诊。"首都医科大学附属北京地坛医院病例精解"丛书中的每个病例都按照病历摘要、病例分析和病例点评进行编写。读者从中可以了解到在获得病史、体格检查信息后，辅助检查项目和诊断措施在每个病例完整资料库的构建中各自所起的作用和相对的价值。弄清主诉的细节，决定哪些部位和功能需要检查，评估所得到的信息，并决定还需要做些什么。书中也有部分疑难病例给出了大量的病症确诊技术应用实例，而这些技术正是临床医生应该带入临床思维活动中并学会选择的。病例分析和病例点评呈现的是临床医生的逻辑思维与积累的临床经验的融合及应用，也包括新技术的应用和对疾病的新认知，鼓励读者在阅读每个案例后提出自己的逻辑推理，然后与编者的逻辑相比较，以便提升自己的诊疗技能，尽可能避免使用不必要的诊断措施。

"地坛人"与传染病和感染性疾病的斗争历经 76 载风雨，医院由单一的传染病科发展成为集防、治、保、康为一体的大型综合医院，以治疗与感染和传染相关的急、慢性疾病为鲜明特点，在临床诊疗中积累了丰富的病例资源。本丛书各分册编委会结合感染性疾病和本学科疾病谱特点，力争展现在诊疗中如何获得并处理患者信息，正确使用临床诊断技巧，得出合理、可信的诊断结论，制订诊疗计划，关注患者结局，提升患者就医体验和减轻患者疾病负担。以丛书形式出版旨在体现临床学科特点，与广大同人分享宝贵经验，拓展临床思维，提升诊疗水平，惠及更多的患者。

　　本丛书的编写凝聚了首都医科大学附属北京地坛医院专家们的智慧，得到了密切合作的兄弟医院专家们的大力支持与帮助，在此表示衷心的感谢。由于近年来工程科学与计算和信息科学进一步结合，推动了生命科学和生物技术的发展，新技术、新材料、新方法不断涌现，加之临床思维又是一个不断精进的过程，而我们也受知识所限，书中若有不足之处，诚望同人批评指正。

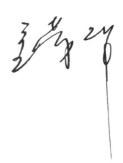

2023 年 12 月于北京

前　言

　　西方现代医学教育之父、加拿大籍著名临床医生 William Osler 博士作为美国约翰霍普金斯大学医学院创始人之一，对于病理学在临床诊断中的作用，曾有一句经典论述"As is pathology, so is our medicine（译作病理是医学之本）"。可见在美国的医学教育中，病理学的学科内涵、应用范围和诊疗价值被充分认可。"沉舟侧畔千帆过，病树前头万木春"，病理学不断积累知识和新技术，如光学显微镜、电子显微镜形态学技术，以化学酶促反应和抗原抗体结合为基础的 200 多种组织化学染色（histochemistry stain）和上千种免疫组织化学染色（immunohistochemistry stain），以及融合核酸杂交检测和 PCR 技术衍生出的原位杂交技术（in-situ hybridization）和原位 PCR 技术。通过上述方法，病理学检查在疾病尤其是感染性疾病、肿瘤性疾病的病因探讨中，都有其不可替代的价值。例如，在 2020 年新型冠状病毒的发现和研究中，无论是通过电子显微镜确认病毒类型，还是通过尸体解剖研究患者病死原因，都是病理学的主要研究内容。因此从病理学角度看问题会有更多裨益：既可以看到具体的病因，还可以结合临床过程、血液检查和显微镜下的细胞改变，综合分析病理生理学发展过程。

　　病理学在感染性疾病的诊断上有着举足轻重的作用，无论是疑难疾病的最终确诊，还是已知肿瘤的治疗指导，都需要通过病理学检查来确定。对于疾病的病理学认识，需要一个"以点带面，积少成多"的学习过程。本书收集 24 例新发、突发和经典的特殊感染性

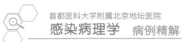

疾病病例，充分展示病理学技术在新发、突发传染病上的重要作用。这些病例都是具有特殊性和教学意义的病例，也是首都医科大学附属北京地坛医院作为传染病定点医院所遇到的特殊病例，如本书收集了中国首例猴疱疹病毒（猴 B 病毒）等新发、突发传染病病例，也收集了相对常见的慢性乙型肝炎、阿米巴感染等常见疾病病例。

　　虽然受限于篇幅，很难全面概述各类感染病理学，但在疾病类型的选择方面，我们力求具有代表性，精选了特殊病毒、真菌、寄生虫、细菌、螺旋体感染等多种感染类型，涵盖了感染病理学上的经典罕见类型，也囊括了最新热点感染类型。本书通过充分的病例展示，以期为病理医师、住院医师和相关专业临床医师提供一目了然的病理学参考。为此，我们强调临床病史资料的完整性，尤其是突出症状变化与病理学的关联；同时力图包括各类疾病的主要检查结果，突出其相关性；着重突出其病理学科的特色，从形态学、特殊染色、分子诊断及二代测序等维度上全面展示每一种疾病的病理诊断。

　　最后我们也会在病例讨论中强调病理与临床和检查信息的融会贯通，希望从病理生理学角度，阐述疾病的发展过程，因此增加第二部分的病理学技术对于感染性疾病的诊断方法，既期望让读者理解前述病例中的诊断逻辑，又期望有更多科室学习这些常用病理形态学技术。

　　综上所述，希望本书的出版对感染性疾病病理学发展和普及有所裨益。受限于笔者能力，如有不当敬请指正！

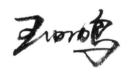

目　录

第一部分　病例荟萃 1

病例 1　慢性乙型病毒性肝炎一例 1

病例 2　慢性丙型病毒性肝炎一例 8

病例 3　艾滋病伴发卡波西肉瘤和 HHV-8 感染一例 15

病例 4　皮肤特殊 T 细胞淋巴瘤伴 EB 病毒感染一例 21

病例 5　阴茎传染性软疣一例 28

病例 6　艾滋病合并胃 CMV 感染一例 33

病例 7　艾滋病伴颅内 JC 病毒感染所致 PML 一例 39

病例 8　艾滋病伴颅内 HSV 感染一例 46

病例 9　猕猴 α 疱疹病毒感染人解剖一例 51

病例 10　艾滋病患者淋巴结感染结核分枝杆菌一例 59

病例 11　艾滋病患者淋巴结感染鸟分枝杆菌一例 66

病例 12　艾滋病患者淋巴结感染日内瓦分枝杆菌一例 71

病例 13　布氏杆菌感染导致脊柱炎一例 77

病例 14　老年患者肺炎克雷伯菌感染导致肝脓肿一例 83

病例 15　艾滋病患者感染鲍曼不动杆菌所致脑脓肿一例 89

病例 16　艾滋病合并肺孢子菌肺炎一例 94

病例 17　艾滋病患者皮肤马尔尼菲篮状菌感染一例 100

病例 18　老年男性颅内曲霉菌感染一例 106

病例 19　艾滋病患者皮肤新型隐球菌感染一例 111

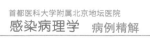

病例 20　艾滋病伴发结肠阿米巴感染一例 117

病例 21　肝包虫病一例 124

病例 22　肝血吸虫病一例 130

病例 23　梅毒螺旋体感染一例 137

病例 24　HIV 感染患者伴颅内弓形虫机会性感染一例 144

第二部分　病理学技术对于感染性疾病的诊断方法 151

第一节　常用染色方法特点概述 151

第二节　组织化学染色方法 156

第三节　免疫组织化学或荧光方法 161

第四节　核酸探针的原位杂交方法 164

第五节　核酸的扩增及测序 167

第六节　其他特殊的核酸检测方法 169

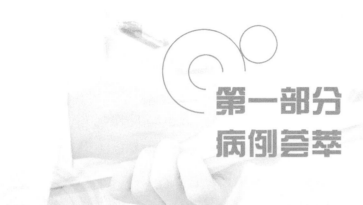

第一部分 病例荟萃

病例1 慢性乙型病毒性肝炎一例

病历摘要

【基本信息】

患者，男，3岁8个月。

主诉：发现转氨酶升高1年余。

现病史：患儿入院前1年余在入园体检时发现肝功能异常，ALT、AST均升高，TBIL及DBIL正常（家长自述，未见报告单），患儿平素不喜食肉，当时无明显皮肤黄染、乏力、厌油腻的表现，因母亲有乙肝大三阳，遂携患儿到外院做进一步检查，乙肝五项提

笔记

示乙肝表面抗原 > 250 IU/mL，乙肝 e 抗原及核心抗体均呈阳性，乙肝病毒定量 8.94×10^7 IU/mL，甲肝、戊肝阴性，丙肝抗体阴性。予五酯滴丸（每次 1/3 袋，每日 3 次）口服降酶治疗，后监测肝功能示 ALT $36.8 \sim 96.9$ U/L，AST $45.1 \sim 73.4$ U/L，ALP $194.9 \sim 243.0$ U/L，LDH $278.4 \sim 342.1$ U/L。入院前 17 天在外院复查，血常规示 WBC 9.71×10^9/L，NE% 19.6%，LY% 71.1%，PLT 325×10^9/L，HGB 121 g/L；甲状腺功能三项示 FT_3、FT_4、TSH 正常；肝功能检查示 ALT 26.9 U/L，AST 41.1 U/L，ALP 222.4 U/L，LDH 306.8 U/L，HBsAg > 250 IU/mL，HBV-DNA > 1.0×10^8 IU/mL；腹部 B 超提示肝脾未见异常。门诊以"慢性乙型病毒性肝炎"收住入院。患儿自起病以来，精神反应好，食欲、睡眠好，二便正常。

个人 / 发育史：宫内孕第 1 胎第 1 产，胎龄 35$^+$ 周，自然分娩，无宫内窘迫，无窒息复苏抢救，出生体重 2900 g。生后婴儿配方奶粉人工喂养，6 个月时添加辅食，无挑食偏食，已添加维生素 AD 及钙剂。3 个月会抬头，6 个月会坐，8 个月会爬，13 个月会叫爸妈、会走路，现居家，生长发育同同龄儿。按计划接种各类疫苗。

家族史：母亲 35 岁，为乙肝大三阳，无不良嗜好，未行乙肝阻断治疗。父亲 37 岁，健康状况良好，无不良嗜好。父母均否认家族遗传病病史。

辅助检查：腹部 B 超提示肝、胆、胰、脾、肾均未见异常。

【临床诊断】

慢性活动性乙型病毒性肝炎。

【病理结果】

大体所见：肝穿刺活检组织 1 条，长 1.8 cm。

组织学检查：肝穿刺活检组织 1 条，汇管区 8 个；小叶结构尚存，肝板排列尚整齐（图 1-1-1A、图 1-1-1B），肝细胞胞质疏松化，嗜酸性变，可见毛玻璃样肝细胞（图 1-1-1C ～图 1-1-1F），肝小叶内散在少量点灶状坏死，轻度中央静脉炎（图 1-1-1G），肝窦内 Kupffer 细胞反应活跃，窦内少量淋巴细胞浸润，汇管区中度扩大（图 1-1-1H），较多淋巴细胞浸润，中度界面炎，间质纤维组织增生，局灶有纤细的纤维间隔形成。小叶间胆管大致正常，周边部细胆管轻度反应性增生。

免疫组化结果：HBcAg（＋），HBsAg（＋）。

病理诊断：肝脏中度慢性乙型肝炎（G3S2）。

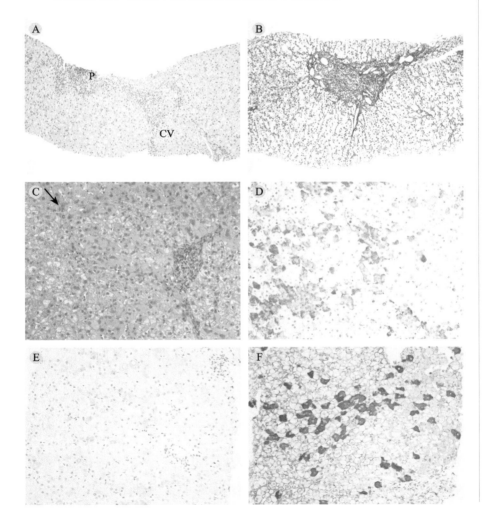

笔记

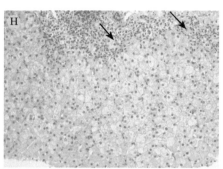

　　A. 小叶结构尚存，但汇管区炎症较明显，并且可见汇管区（P）与中央静脉（CV）之间的桥接坏死形成（HE 染色 ×100）；B. 汇管区及周围纤维化，并见纤细的纤维间隔向肝实质内延伸，肝实质内肝板大致呈放射状排列，未见显著纤维化形成（网状纤维染色 ×100）；C. 肝小叶内可见散在的点灶状坏死灶（左上箭头），肝细胞弥漫肿胀，部分肝细胞嗜酸性变，部分肝细胞水样变性（程度由胞质疏松化到气球样变），部分肝细胞胞质呈毛玻璃样改变（HBV 在肝细胞内聚集的表现）（HE 染色 ×200）；D.HBsAg 在肝细胞胞质内呈包涵体型和膜型分布；E.HBcAg 在肝细胞胞核和胞质内分布；F.Pre-S1 蛋白在肝细胞胞质内分布（免疫组化染色，EnVision×200）；G. 小叶内肝细胞弥漫肿胀，气球样变显著，小叶中央静脉管壁轻度纤维化，少量炎细胞浸润，提示存在轻度的中央静脉炎；H. 汇管区边界破坏显著，界面炎（碎屑样坏死）波及汇管区全周 50% 以上，可见几个典型的肝细胞"陷入"（箭头）到炎细胞之中（HE 染色 ×200）。

图 1-1-1　组织学检查

病例讨论

　　中国属于乙型肝炎病毒（hepatitis B virus，HBV）高流行区，慢性乙型肝炎患者约为 3000 万。慢性 HBV 感染定义为感染 HBV 后，病毒持续 6 个月仍未被清除。其自然史分 3 期：免疫耐受期、免疫清除期和残余期（或非活动期）。

　　自实施疫苗免疫计划以来，我国新生儿乙肝疫苗接种率逐年提高，到 2019 年全程接种率已经达到 98% 以上，首针及时接种率为 95%。2014 年中国疾病预防控制中心对全国 1 ～ 29 岁人群乙肝血清流行病学调查结果显示，在 1 ～ 4 岁、5 ～ 14 岁和 15 ～ 29 岁人群中 HBsAg 流行率分别为 0.32%、0.94% 和 4.38%，与 1992 年相比，分别下降了 6.7%、91.2% 和 55.1%。因此，专家们一致认为，我国乙肝传播主要途径已经由母婴传播逐渐向不安全注射和性传播转变。本例小患者的母亲为乙肝大三阳，未行乙肝阻断治疗，属于典型的母婴传播病例，也暴露了我们在乙肝防治的宣传和普及方面，仍有待完善。

慢性 HBV 感染者肝组织检查的主要目的是评价肝脏炎症坏死及纤维化程度、明确有无肝硬化并排除其他肝脏疾病，从而为确定诊断、判断预后、启动治疗和监测疗效提供客观依据。

慢性乙型肝炎的主要病理学特点是肝脏汇管区及其周围不同程度的炎症坏死和纤维化。汇管区浸润的炎症细胞以淋巴细胞为主，也可有少数浆细胞和巨噬细胞，炎症细胞聚集常引起界板破坏而形成界面炎（碎屑样坏死）。小叶内有肝细胞变性、坏死（包括点灶、桥接、融合性坏死）和凋亡，并可见毛玻璃样肝细胞及凋亡肝细胞形成的凋亡小体，且随炎症病变活动而愈加显著。慢性肝脏炎症坏死可引起细胞外基质特别是胶原的过度沉积即纤维化，表现为不同程度的汇管区纤维性扩大、纤维间隔形成，Masson 三色染色及网状纤维染色有助于判断肝纤维化程度及肝小叶结构。在弥漫性肝纤维化的基础上，一旦肝细胞结节性再生形成假小叶，即称为肝硬化。免疫组化染色可检测肝组织内 HBsAg、HBcAg 和 Pre-S1 蛋白的表达；核酸原位杂交法或聚合酶链反应（polymerase chain reaction，PCR）法可检测组织内 HBV-DNA 或 cccDNA。HBsAg 在光镜下有 5 种形态，分别为弥漫型、膜型、周边型、包涵体型和过渡型。HBcAg 不能在血清中查出，主要见于肝细胞核内，也可见于胞质内或细胞膜上，分别称为核型、浆型和膜型。Pre-S1 主要见于肝细胞胞质内。

对于慢性 HBV 感染者的肝组织炎症坏死分级和纤维化分期，

笔记

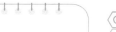

国际文献中常采用 Knodell、Scheuer、Metavir 或 Ishak 评分系统。Laemec 肝硬化分级根据再生结节大小和纤维间隔宽度，将肝硬化（Metavir 4）细分为 4A、4B 和 4C 三级。王泰龄教授也提出了病毒性肝炎的组织病理学分级及分期标准，目前在我国肝脏病理亚专科报告中应用最为广泛。

鉴别诊断方面，单纯的慢性 HBV 感染者，根据血清学、病毒学、生物化学、病理学和其他辅助检查结果不难做出诊断。需要注意的是，当 HBV 合并 HCV、脂肪性肝炎、自身免疫性肝炎等其他肝病时，肝脏病理检查可以发挥至关重要的作用。

王鹏教授病例点评

虽然乙型肝炎在我国的新发感染人群已经明显减少，但是垂直传播的婴幼儿乙型肝炎患者还是有一定比率。正如本例所呈现，如果未能进行有效的阻断治疗，患儿可以很早出现活动性肝炎甚至肝硬化的症状。对于这样的病例，建议尽早进行病理活检以评估肝炎发展情况，在病理分级分期诊断上，建议采用细分化的标准，以便更加细致地进行评估和治疗及疗效对比。同时建议完成必要组织内的病毒拷贝数和 cccDNA 检测，以便准确评估病毒的复制情况。

【参考文献】

1. TAN M, BHADORIA A S, CUI F, et al. Estimating the proportion of people with chronic hepatitis B virus infection eligible for hepatitis B antiviral treatment worldwide：a systematic review and meta-analysis. Lancet Gastroenterol Hepatol，2021，6（2）：106-119.

2. 贾继东，侯金林，魏来，等.《慢性乙型肝炎防治指南（2019 年版）》新亮点. 中华肝脏病杂志，2020，28（1）：21-23.

3. 王宇明，赵学兰. 2018 年 AASLD 慢性乙型肝炎指南更新亮点的对照解读. 中华临床感染病杂志，2018，11（3）：167-173.

4. 中华医学会感染病学分会，中华医学会肝病学分会. 慢性乙型肝炎防治指南（2019 年版）. 临床肝胆病杂志，2019，35（12）：2648-2669.

5. European Association for the Study of the Liver. Electronic address：easloffice@easloffice. eu；European Association for the Study of the Liver. EASL 2017 clinical practice guidelines on the management of hepatitis B virus infection. J Hepatol，2017，67（2）：370-398.

6. NGUYEN M H，WONG G，GANE E，et al. Hepatitis B virus：advances in prevention，diagnosis，and therapy. Clin Microbiol Rev，2020，33（2）：e00046-19.

7. SUN Y，WU X，ZHOU J，et al. Persistent low level of hepatitis B virus promotes fibrosis progression during therapy. Clin Gastroenterol Hepatol，2020，18（11）：2582-2591.

8. HOU J，CUI F，DING Y，et al. Management algorithm for interrupting mother-to-child transmission of hepatitis B virus. Clin Gastroenterol Hepatol，2019，17（10）：1929-1936.

9. HWANG J P，FELD J J，HAMMOND S P，et al. Hepatitis B virus screening and management for patients with cancer prior to therapy：ASCO provisional clinical opinion update. J Clin Oncol，2020，38（31）：3698-3715.

10. SUN Y，ZHOU J，WANG L，et al. New classification of liver biopsy assessment for fibrosis in chronic hepatitis B patients before and after treatment. Hepatology，2017，65（5）：1438-1450.

（周新刚　整理）

笔记

病例2　慢性丙型病毒性肝炎一例

病历摘要

【基本信息】

患者，男，63岁。

主诉：发现抗HCV抗体阳性2月余。

现病史：患者2个月前于外院因角膜移植术行术前检查时发现抗HCV抗体阳性，无发热、肝区不适，无腹痛、腹泻等不适，建议于专科医院就诊。1天前于我院门诊就诊，建议行肝穿刺活检术进一步评估病情，并制定下一步诊疗方案。为进一步诊治，门诊以"慢性丙型病毒性肝炎"收入院。查体未见明显异常。肝功能检查示ALT 181.1 U/L，AST 101.2 U/L，GGT 93.2 U/L，抗HCV 15.18 S/CO。

既往史：2个月前因真菌性角膜炎于外院行角膜移植术，过程顺利，后规律随诊及治疗。否认其他手术史。

个人史：患者为老年男性，无长期大量饮酒史，否认高血压、糖尿病、冠心病等病史，否认输血史及外伤史，否认食物、药物过敏史。

家族史：无。

辅助检查：腹部超声提示肝脏轻度脂肪肝，左肾囊肿，胆囊、脾及胰腺未见明显异常。

【临床诊断】

慢性丙型病毒性肝炎、真菌性角膜炎。

【病理结果】

大体所见：肝穿刺活检组织 1 条，长 1.8 cm。

组织学检查：肝穿刺活检组织 1 条，包含汇管区 11 个；肝小叶内肝板排列尚整齐，可见桥接坏死及纤维化（图 1-2-1A ～图 1-2-1D），部分小叶结构改建。肝细胞胞质疏松化，局灶气球样变，肝小叶内散在少量点灶状坏死。肝小叶内可见轻度大泡性脂肪变性（20%）（图 1-2-1E），小叶Ⅲ区窦周纤维化显著（图 1-2-1F），中央静脉大致正常；汇管区重度扩大、纤维组织增生，大量淋巴细胞浸润，不典型的淋巴滤泡形成，并见较多浆细胞（图 1-2-1G、图 1-2-1H），中度界面炎形成，小叶间胆管损伤（图 1-2-1I、图 1-2-1J），汇管区周边细胆管轻度反应性增生。

特殊染色结果：Masson 三色染色（＋），网状纤维染色（＋）。

病理诊断：中度慢性丙型肝炎伴重度肝纤维化（F1G3S3-4）。

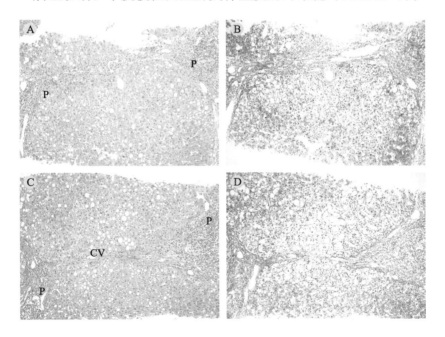

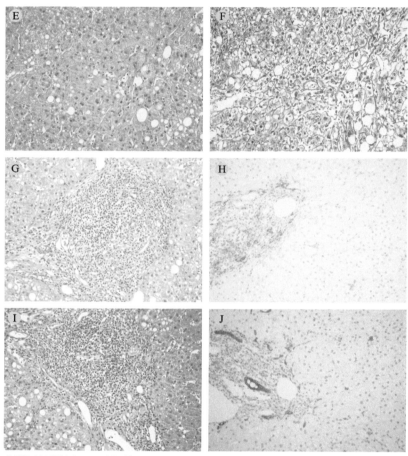

A. 汇管区显著扩大，两个汇管区（P）之间桥接坏死形成，整个小叶结构正在改建中，假小叶雏形已经形成（HE 染色 ×100）；B. 连续切片经网状纤维染色显示纤维间隔已经将小叶分隔包绕，但纤维较疏松，并不致密（网状纤维染色 ×100）；C. 两个汇管区（P）和小叶中央静脉（CV）之间桥接纤维化形成，炎症、坏死已经基本消退（HE 染色 ×100）；D. 连续切片经网状纤维染色显示，炎症坏死带由纤细的纤维间隔代替（瘢痕修复），小叶结构改建完成（网状纤维染色 ×100）；E. 小叶内散在点灶状坏死，部分肝细胞大泡性脂肪变性（HE 染色 ×200）；F. 连续切片经网状纤维染色显示，肝窦周围呈铁丝网格样的窦周纤维化形成（网状纤维染色 ×200）；G. 汇管区明显扩大，大量淋巴细胞浸润，淋巴滤泡形成，但生发中心不太明显，可见散在分布的浆细胞。固有小胆管上皮嗜酸性变，排列不规则，基底膜内淋巴细胞浸润，表明存在胆管损伤（HE 染色 ×200）；H.CD38 免疫组化染色可见散在分布的浆细胞（EnVision×200）；I. 汇管区明显扩大，中度界面炎，汇管区周围部分肝细胞气球样变显著，并见 Mallory 小体形成；汇管区中央固有小胆管损伤严重，胆管上皮部分空泡变性，部分显著嗜酸性变，管壁被淋巴细胞浸润破坏，管腔扭曲变形（HE 染色 ×200）；J.CK7 免疫组化染色可见损伤的小叶间胆管和周围少量"鹿角"样反应性增生的细胆管（EnVision×200）。

图 1-2-1 组织学检查

病例讨论

慢性病毒性肝炎是由病毒导致的肝脏慢性炎症性坏死性病变，一般炎症持续 6 个月以上无改善。病理特点包括肝细胞损伤、汇管区炎症及肝脏纤维化形成。慢性病毒性肝炎中以肝炎病毒感染最为常见，主要包括 HBV、丙型肝炎病毒（hepatitis C virus，HCV）和丁型肝炎病毒（hepatitis D virus，HDV）感染。

在我国，虽然 HCV 感染率远低于 HBV，而且其引起的丙型病毒性肝炎临床症状往往较轻甚至隐匿，但易慢性化，其肝硬化、肝癌发生率高，危害甚于乙型病毒性肝炎。本例患者并未出现明显临床症状，只是在术前例行检查时发现，而且通过肝脏病理评估，已经达到中度炎症和纤维化的程度，通过详细的病史询问，并未发现明确的暴露史，说明患者已经感染 HCV 很长时间，并且疾病在隐匿的进展中。

慢性丙型病毒性肝炎组织学具有几个显著的特点：第一，汇管区大量的淋巴细胞聚集，可以形成淋巴滤泡，当同时存在较多的浆细胞时，需注意与自身免疫性肝炎相鉴别，后者的浆细胞数量更多且往往呈簇状分布；第二，小胆管损伤，可见于滤泡内或者一侧，多数损伤可见上皮细胞肿胀、空泡变性、形态改变、排列不规则，少数严重的损伤可见嗜酸性变或凋亡形成，细胞脱失或基底膜断裂，少量淋巴细胞侵入，需注意与原发性胆汁性胆管炎相鉴别，前者发生严重胆管损伤的概率很低，并不累及绝大部分的汇管区，且很少出现胆管缺失的情况；第三，肝细胞大泡性脂肪变性发生率较乙型肝炎高，Mallory 小体也较易出现在汇管区周围（Ⅰ区）气球样变的肝细胞内，出现这种情况时需注意与肝豆状核变性相鉴别，后者往

笔记

往可见糖原核样肝细胞，并且通过特殊染色检测到 Mallory 小体周围铜颗粒的存在；第四，汇管区周围纤维化明显，窦周纤维化较其他病毒性肝炎更为明显，常发展为宽阔的汇管区 – 汇管区（P-P）纤维间隔。

慢性丙型肝炎与慢性乙型肝炎相比较，前者临床症状较轻，但病变往往较早进展为肝硬化。病理学改变方面，两者的主要区别在于，慢性乙型肝炎小叶内炎症活动较重，特别是中、重度慢性乙型肝炎，融合性坏死、桥接坏死及多小叶坏死多见；慢性丙型肝炎小叶内炎症相对较轻，汇管区炎症及小胆管损伤则较明显，且持续存在，淋巴细胞聚集更明显且易形成淋巴滤泡，当进展至肝硬化后，纤维间隔内仍可见大量的淋巴细胞聚集；肝小叶内大泡性脂肪变性、肝窦内淋巴细胞浸润及宽阔的 P-P 纤维间隔形成均较慢性乙型肝炎多见。

因为克隆性抗体缺乏特异性和敏感性，HCV 感染的免疫组化方法并未被广泛应用，HCV 感染诊断的金标准是应用 PCR 方法检测病毒的 RNA。总之，结合淋巴细胞聚集、胆管损伤、肝细胞大泡性脂肪变性及 Mallory 小体形成这 4 项相对特异的形态学特点，再辅以临床表现、病原学检测（HCV-RNA）、血清学（HCV 抗体）及影像学检查，是可以将其与其他的慢性肝病鉴别开来的。

肖影群教授病例点评

HCV 主要经血液传播，目前尚无有效的预防性丙型肝炎疫苗，丙型肝炎慢性化率高，肝硬化和肝细胞癌是慢性丙型肝炎患者的主要死因。病理学特征：肝窦内可见单个核细胞串珠样浸润；汇管区可见淋巴细胞聚集性浸润，甚至淋巴滤泡样结构形成；可见小胆管损伤，甚至小胆管结构破坏，CK19 或 CK7 免疫组化染色有助于鉴别；可见肝细胞大小泡混合或大泡性脂肪变性，区带分布不明显。肝组织活检对丙型肝炎的诊断、炎症活动度和纤维化分期评价、疗效和预后判断等方面均有指导作用。

【参考文献】

1. European Association for the Study of the Liver. Electronic address：easloffice@ easloffice. eu；Clinical practice guidelines panel：chair：；EASL Governing Board representative；panel members. EASL recommendations on treatment of hepatitis C：final update of the series. J Hepatol，2020，73（5）：1170-1218.

2. 张宁 .《世界卫生组织指南：慢性丙型肝炎感染者的筛查、护理和治疗（2016 年更新版）》推荐意见 . 临床肝胆病杂志，2016，32（7）：1248-1249.

3. 卜凡，侯俊兴 .《2018 年加拿大肝病学会指南：慢性丙型肝炎的管理（更新）》摘译 . 临床肝胆病杂志，2018，34（8）：1644-1648.

4. 中华预防医学会医院感染控制分会，中华医学会感染病学分会，中华预防医学会感染性疾病防控分会 . 中国丙型病毒性肝炎医院感染防控指南（2021 年版）. 中国感染控制杂志，2021，20（6）：487-493.

5. MANGIA A，ALBANESE A P，BOURLIÉRE M，et al. Guidelines have a key role in driving HCV elimination by advocating for simple HCV care pathways. Adv Ther，2021，38（3）：1397-1403.

6. The lancet gastroenterology hepatology. Eliminating HCV：a marathon，not a sprint. Lancet Gastroenterol Hepatol，2020，5（6）：515.

7. TREEM W R，PALMER M，LONJON-DOMANEC I，et al. Consensus guidelines：best practices for detection，assessment and management of suspected acute drug-induced liver injury during clinical trials in adults with chronic viral hepatitis and adults with cirrhosis secondary to hepatitis B，C and nonalcoholic steatohepatitis. Drug Saf，2021，44（2）：133-165.

8. INDOLFI G，EASTERBROOK P，DUSHEIKO G，et al. Hepatitis C virus infection in children and adolescents. Lancet Gastroenterol Hepatol，2019，4（6）：477-487.

9. ZARĘBSKA-MICHALUK D，FLISIAK R，FLISIAK-JACKIEWICZ M. Management of hepatitis B and hepatitis C coinfection：an expert review. Expert Rev Anti Infect Ther，2020，18（10）：1033-1044.

10. DORMANESH A，WANG J H，MISHORI R，et al. Adherence to clinical follow-up recommendations for liver function tests：a cross-sectional study of patients with HCV and their associated risk behaviors. Prev Med Rep，2021，23：101482.

（周新刚　整理）

病例 3 艾滋病伴发卡波西肉瘤和 HHV-8 感染一例

病历摘要

【基本信息】

患者，男，43 岁。

主诉：发现抗 HIV（＋）8 年，皮肤结节 2 年，咳痰、喘息 4 个月。

现病史：8 年前体检发现抗 HIV（＋），当时 CD4 不详，未治疗。2 年前胸前出现紫红色结节，就诊于当地医院，未予明确诊断，未治疗，后结节逐渐增多，蔓延至躯干（图 1-3-1）、面部。4 个月前无明显诱因出现咳嗽，咳橘红色、鲜红色果冻样痰，活动后喘憋，无发热，就诊于当地医院，胸部 CT 提示霉菌性肺炎可能，先后予伏立康唑、头孢他啶、卡泊芬净治疗，无明显好转，行支气管镜检查，未发现真菌依据，停用。

既往史：平素健康状况一般，否认高血压、冠心病、糖尿病病史，否认其他传染病病史，对氯霉素过敏，否认食物过敏史，否认手术及外伤史。

流行病学史：否认不洁性行为史，否认输血及血制品应用史，否认吸毒史。

个人史：生长于原籍，从事美容职业，无传染病疫区生活史，无冶游史，否认吸烟史，饮酒史 20 年。

家族史：否认家族中有类似病患者。

笔记

辅助检查：艾滋病病毒载量 82 copies/mL，CD8$^+$T 细胞 / 淋巴细胞 62.18%，其中 CD8$^+$T 细胞 251 个 /μL，CD4$^+$T 细胞 36 个 /μL，CD45$^+$T 淋巴细胞 404 个 /μL，CD4$^+$T 淋巴细胞 /CD8$^+$T 淋巴细胞比值 =0.14。

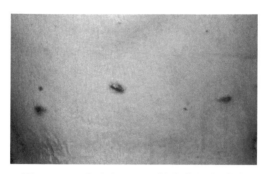

图 1-3-1　皮肤表面可见散在紫红色结节

【临床诊断】

HIV 感染期、卡波西肉瘤？

【病理结果】

大体所见：皮肤活检组织（灰红组织）2 块，大小 0.7 cm×0.3 cm×0.3 cm。

组织学检查：表皮下可见增生的不规则的、大小不等的薄壁血管，相互呈交通状的血窦网（图 1-3-2A），真皮层可见肿瘤细胞呈梭形（图 1-3-2B、图 1-3-2C），纵横交错呈交织状排列，密集处的梭形细胞可见核异型性，但核分裂象少见。

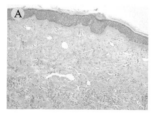  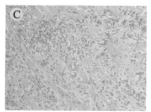

A. 表皮下可见扩张的薄壁血管及梭形细胞（HE 染色 ×100）；B. 真皮层可见大量增生的梭形细胞（HE 染色 ×100）；C. 高倍镜示增生的梭形细胞（HE 染色 ×200）。

图 1-3-2　组织学检查

免疫组化染色：HHV-8（＋）、CD31（＋）（图 1-3-3）。

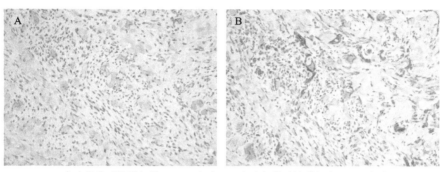

A. 免疫组化示梭形细胞 HHV-8（＋）；B. 免疫组化示梭形细胞 CD31（＋）。

图 1-3-3 免疫组化

病理诊断：卡波西肉瘤。

病例讨论

卡波西肉瘤（Kaposi's sarcoma，KS）是一种来源于血管内皮、多病灶的血管源性恶性肿瘤，其发生与人类疱疹病毒 8 型（HHV-8）密切相关。HHV-8 是一种重要的具有高度致癌性的人类肿瘤病毒，在 HHV-8 相关的疾病中，卡波西肉瘤最为常见。

根据临床和流行病学特点，KS 大致可分为四型：①经典型 KS；②非洲型 KS；③艾滋病相关型 KS；④医源型 KS。肿瘤好发于 50 ～ 70 岁老年男性的下肢远端，皮损呈淡红、青红、淡蓝色或紫色斑疹或斑片，以后逐渐增大融合形成大的斑块或结节，质地中等。

根据组织病理特点，KS 主要分为 3 期：①斑片期：真皮内可见许多扩张、锯齿状、薄壁的腔，内壁衬以细长的内皮细胞，在真皮上部正常血管丛的静脉周围尤为明显，在新形成的血管腔周围有稀疏至中等密度的淋巴细胞和浆细胞浸润，可见血管外红细胞，真皮胶原束间有散在的梭形细胞；②斑块期：真皮全层可见血管扩张，在这些形状奇特的血管周围有中等密度的浆细胞浸润，可见红细胞外渗及噬含铁血黄素细胞，在真皮网状层的深部有时亦可见到噬含铁血黄素细胞，真皮全层可见单个或成小堆集的梭形细胞，在这些梭形细胞间隙中可以有少数红细胞；③结节期：真皮全层内有大量梭形细胞的聚集，互相交织呈束状，梭形细胞中可见不典型核分裂象，在梭形细胞间隙中有少许红细胞，在梭形细胞团块周围的基质中有血管外红细胞及噬含铁血黄素细胞，以及明显扩张的血管腔，彼此相连，局灶可与血管瘤相似，有时在梭形细胞聚集的上方可见结痂、溃疡及肉芽组织。这些梭形细胞表达 CD31、CD34、第Ⅷ因子等血管源性标志物，通过免疫组化染色或带有特异探针的原位杂交技术，可检测到 HHV-8 存在于胞核内。

卡波西肉瘤需与卡波西型血管内皮细胞瘤、梭形细胞血管内皮瘤和纤维肉瘤相鉴别。卡波西型血管内皮细胞瘤仅仅发生于儿童和青少年人群中，皮损部位同时具有卡波西肉瘤和毛细血管瘤两者特征，其病变以梭形细胞为主，有裂隙样血管，梭形细胞质内和细胞之间有玻璃样小球和红细胞，特征性病理改变为肾小球样结构。梭形细胞血管内皮瘤主要见于青少年，好发于四肢及躯干，病程极度缓慢，一般为单发，很少多发。镜下病变主要由薄壁、充血的海绵状血管区及梭形细胞构成，其中梭形细胞散布于血管之间，呈短束状排列，胞质内可见空泡，这些梭形细胞经免疫组化染色不表达 CD34。纤维肉瘤多发生于青壮年人群，临床表现为膨大肿块，伴疼痛、局部麻木，发生于皮肤时可见怒张的血管，主要以成纤维细胞为主，并含有胶原纤维。

卡波西肉瘤的治疗效果主要取决于病变的类型、范围和累及的器官。对于 HHV-8 感染的患者，抗 HHV-8 疗法可用于卡波西肉瘤的预防和治疗。对于所有的卡波西肉瘤患者，局部治疗包括手术和激光切除、冷冻治疗、放射治疗（简称放疗）；全身治疗主要是系统性化疗，FDA 批准的治疗 KS 的系统化疗药物有 3 种：柔红霉素脂质体、多柔比星脂质体和紫杉醇。预后与临床密切相关，对于经典型 KS 而言，其临床表现主要位于四肢皮肤，局部放疗对于皮肤病变者有较好的近期和远期疗效，预后好，平均生存期可达 8 ～ 10 年。而非洲型和艾滋病相关型 KS 预后极差，病情进展迅速，死亡率高。

肖影群教授病例点评

    卡波西肉瘤在普通人群中发病率较低，但在艾滋病人群中发病率较高，是普通人群的 800 倍，尽管随着高效抗反转录病毒治疗（highly active anti-retroviral therapy，HAART）的广泛应用，艾滋病相关机会性感染及肿瘤的发病率均有所下降，其中 AIDS-KS 的发病率由 15.2‰ 下降至 4.9‰，但卡波西肉瘤仍是艾滋病患者中常见的肿瘤之一。本例患者以胸前、躯干、面部紫红色结节为主要表现，结合其免疫力低下、合并 HIV 感染，以及皮肤活检免疫组化 HHV-8（＋）、CD31（＋）的结果，病理诊断精准。

【参考文献】

1. LI S, BAI L, DONG J, et al. Kaposi's sarcoma-associated herpesvirus: epidemiology and molecular biology. Adv Exp Med Biol, 2017, 1018: 91-127.

2. ETEMAD S A, DEWAN A K. Kaposi sarcoma updates. Dermatol Clin, 2019, 37（4）: 505-517.

笔记

3. KATANO H. Pathological features of Kaposi's sarcoma-associated herpesvirus infection. Advances in Experimental Medicine and Biology, 2018, 1045: 357-376.

4. GRAMOLELLI S, SCHULZ T F. The role of Kaposi sarcoma-associated herpesvirus in the pathogenesis of Kaposi sarcoma. The Journal of Pathology, 2015, 235 (2): 368-380.

5. CAI Q, VERMA S C, LU J, et al. Molecular biology of Kaposi's sarcoma-associated herpesvirus and related oncogenesis. Adv Virus Res, 2010, 78: 87-142.

6. ZHENG W, OBENG R C, GRAHAM R P, et al. Histologic variants of Kaposi sarcoma in the gastrointestinal tract: a contemporary multi-institutional clinicopathologic analysis of 46 cases. The American Journal of Surgical Pathology, 2022, 46 (11): 1500-1506.

7. FANG Y, LI W, ZHANG Y, et al. Seroprevalence of Kaposi's sarcoma-associated herpesvirus and risk factors in Jiuquan area, China. Journal of Medical Virology, 2022, 94 (12): 6016-6022.

8. AYESAN R, PRASANNA T. Herpes Virus Type 8 (HHV 8). StatPearls, 2020, 1.

9. LOPES A O, MARINHO P D N, MEDEIROS L D S, et al. Human gamma herpesvirus 8 oncogenes associated with Kaposi's sarcoma. International Journal of Molecular Sciences, 2022, 23 (13): 7203.

10. GAGLIA M M. Kaposi's sarcoma-associated herpesvirus at 27. Tumour Virus Research, 2021, 12: 200223.

（周新刚 刘婷 整理）

病例 4　皮肤特殊 T 细胞淋巴瘤伴 EB 病毒感染一例

病历摘要

【基本信息】

患者，女，35 岁。

主诉：反复发热 4 年余，发现肝脾大 3 个月。

现病史：24 年前出现面部皮疹，皮疹脱落后结痂，22 年前和 19 年前在阳光照射下出现皮疹，皮疹在 1 周之内自愈。4 年前无明显诱因出现面部皮疹，午后低热，大约在 37.5 ℃，伴有劳累和盗汗，患者到外院就诊，EB 病毒核酸检测阳性（$10^5 \sim 10^6$ copies/mL），脾大。上述症状经治疗后未见缓解，随后去其他医院就诊，进行阿昔洛韦治疗，症状缓解，但病情并未好转。3 年前，在怀孕的早期和中期，患者出现了皮疹，在妊娠晚期恶化，患者未就医。剖宫产分娩后，患者发热。随后服用更昔洛韦但 EB 病毒核酸检测仍呈阳性（$10^5 \sim 10^6$ copies/mL）。更换为阿昔洛韦治疗，症状缓解。3 个月前，体检发现肝大和脾大，遂来我院就诊。

既往史：平素健康状况一般，否认高血压、冠心病、糖尿病病史，否认其他传染病病史，否认食物、药物过敏史，否认手术及外伤史。

个人史：无地方病疫区居住史，无传染病疫区生活史，无冶游史。

家族史：无。

辅助检查：面部散在分布水疱，部分结痂（图1-4-1）。腹部CT平扫提示肝大、脾大、门静脉增粗、肝内多发动脉期一过性强化结节；淋巴结超声提示双侧颈部、腋窝、腹股沟区淋巴结可见。EBV-DNA检测 4.63×10^7 copies/mL，异常淋巴细胞计数4%。肝功能检查示 ALT 40.5 U/L，AST 56.0 U/L，GGT 137.6 U/L，ALP 380.4 U/L，TP 61.9 g/L，ALB 35.2 g/L，LDH 273.0 U/L，抗中性粒细胞胞质抗体谱阳性（1∶32）。

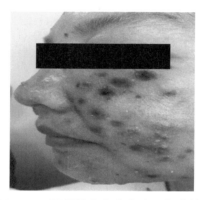

图 1-4-1 面部散在分布水疱，部分结痂

【临床诊断】

皮肤疱疹性质待查、天疱疮？

【病理结果】

大体所见：皮肤组织1块，大小 0.3 cm × 0.2 cm × 0.2 cm。

组织学检查：（皮肤活检组织）表皮内可见水疱形成（图1-4-2A），真皮层内可见大量异型淋巴细胞浸润（图1-4-2B），并见侵犯表皮（图1-4-2C）、血管（图1-4-2D）、附属器（图1-4-2E）及真皮深层脂肪组织（图1-4-2F）。异型的淋巴细胞核扭曲、大而深染，细胞异型性明显。

原位杂交检测：EBER（+）（图1-4-3）。

病理诊断：种痘水疱病样淋巴组织增生性疾病/淋巴瘤。

笔记

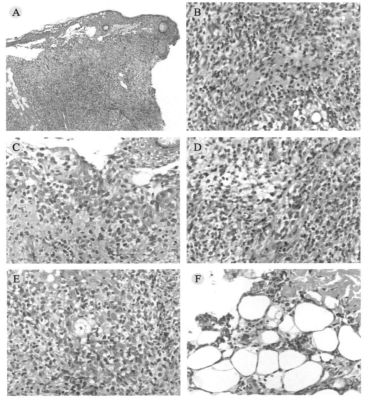

A. 皮肤组织，表皮内水疱形成，真皮层弥漫炎症细胞浸润（HE 染色 ×100）；B. 真皮层可见异型淋巴细胞浸润（HE 染色 ×400）；C. 异型淋巴细胞侵犯表皮（HE 染色 ×400）；D. 异型淋巴细胞侵及血管（HE 染色 ×400）；E. 异型淋巴细胞侵及附属器（HE 染色 ×400）；F. 异型淋巴细胞侵及皮下脂肪组织（HE 染色 ×400）。

图 1-4-2　组织学检查

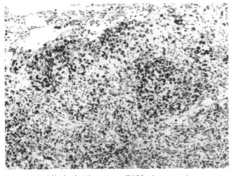

原位杂交示 EBER 阳性（×200）。

图 1-4-3　原位杂交检测

病例讨论

种痘水疱病样淋巴组织增生性疾病（hydroa vacciniforme-like lymphoproli-ferative disorder，HVLPD）是发生于皮肤的与慢性 EB 病毒（Epstein-Barr virus，EBV）感染相关的临床疾病谱疾病。EBV 是由 Epstein 和 Barr 两位科学家在伯基特淋巴瘤中发现的一种疱疹病毒，属于疱疹病毒 γ 亚科，为 DNA 病毒，该病毒主要由病毒核心、衣壳层和外包膜三部分组成。病毒核心是一个线性的双链 DNA，约 172 kb，其中至少有 85 个基因可编码病毒蛋白质；衣壳层由二十面体形状的帽状膜组成；外包膜由病毒核膜或外层的宿主细胞膜衍生而来。该病毒可感染 B 细胞、T 细胞或自然杀伤细胞引起多种疾病，包括 EBV 相关的噬血细胞综合征（hemophagocytic syndrome，HPS）及儿童期 EBV 相关的 T/NK 细胞淋巴增生性疾病。HVLPD 由 Iwatsuki 等在 2000 年提出，该病是 EBV 感染相关的淋巴细胞增生性疾病的亚型，其皮损类似种痘样水疱病，但系统症状较重，严重者可发生噬血细胞综合征。在 HVLPD 中，反复暴露于紫外线会持续激活 EBV，受 EBV 感染的 T 细胞和 NK 细胞被募集到曝光部位的皮肤组织，同时这些细胞释放细胞毒性颗粒蛋白如 T 细胞胞质内抗原，最终导致特征性种痘水疱病样皮疹的发生。据相关研究，我国的 HVLPD 发病平均年龄约 7 岁，男性患病率高于女性，目前本病的发病机制尚不明确，多数研究认为患者存在免疫异常，EBV 相关的淋巴增生性肿瘤的发生与随着年龄的增加而出现的免疫反应减弱有着密切的关系，与慢性 EBV 活动感染或潜伏感染及蚊虫叮咬超敏反应有关。临床主要分布于曝光部位，如颜面部及四肢，躯干非曝光部位亦可累及，表现为水疱、红斑、肿胀、结痂、凹陷性瘢痕。

笔记

病理结果显示表皮和真皮之间形成水疱，表皮基底层被破坏，在真皮及皮下组织血管及附件周围表现出轻度到致密的非典型淋巴细胞浸润，伴不同程度的异型性。非典型浸润淋巴细胞通常是小到中等大小、伴不同程度异型性，细胞核扭曲深染、不规则，核仁不明显，核分裂象少见。免疫组化染色显示浸润性瘤细胞以 T 细胞表型（CD3、CD45RO、CD4/CD8）为主，亦可以 NK 细胞表型（CD56）为主，多有细胞毒性 T 细胞蛋白（如 TIA-1、颗粒酶 B、穿孔素）表达及 T 细胞受体 δ 基因克隆性重排；肿瘤细胞 EBER 原位杂交阳性，外周血 EBV 载量增高，亦可在慢性活动性 EBV 感染的基础上出现皮肤症状。

HVLPD 需与结外 NK/T 细胞淋巴瘤和淋巴瘤样丘疹病相鉴别。前者多见于成年男性，常侵犯口腔及上呼吸道，病理上除肿瘤细胞侵犯小血管外，还可见肿瘤有带状或片状的凝固型坏死，有多种炎性细胞浸润，伴有亲表皮现象，与 EBV 感染有明确关系，TCR 基因重排阴性，病程凶险，预后极差；淋巴瘤样丘疹病的典型皮损为慢性、复发性、可自愈的坏死性丘疹、结节，好发于躯干和四肢近端，愈合后无痘疮样萎缩性瘢痕，病理上淋巴样细胞主要位于真皮浅中层，存在 CD4、CD30 阳性的淋巴细胞，EBER 阴性。

目前尚无 HVLPD 患者的治疗指南，目前多采用抗病毒药物（阿昔洛韦、干扰素等）、免疫抑制剂等进行对症支持治疗，化疗或放疗不推荐作为一线治疗方案。

HVLPD 患者临床表现、治疗效果及预后差异较大，应在进行全面的系统评估后采取合理的个体化治疗，需密切随访。

笔记

肖影群教授病例点评

种痘水疱病样淋巴组织增生性疾病是一类罕见的、有种痘水疱病样皮肤表现的 EBV 相关 T/NK 细胞克隆性增生性疾病，发病率约为 0.34/10 万，其机制尚不清楚，预后较差。HVLPD 的临床及病理表现取决于 EBV+/NK 细胞的克隆类型及浸润范围。

【参考文献】

1. GASTILLO J J, BELTRAN B E, MIRANDA R N, et al. EBV-positive diffuse large B-cell lymphoma of the elderly: 2016 update on diagnosis, risk-stratification, and management. Am J Hematol, 2016, 91 (5): 529-537.

2. COHEN J I, MANOLI I, DOWDELL K, et al. Hydroa vacciniforme-like lymphoprolifeative disorder: an EBV disease with a low risk of systemic illness in whited. Blood, 2019, 133 (26): 2753-2764.

3. TOKSOY A, STRIFLER S, BENOIT S, et al. Hydroa vacciniforme-like skin lesions in Epstein-Barr-virus-associated T-cell lymphoproliferation with subsequent development of aggressive NK/T-cell lymphoma. Acta Dermato-Venereologica, 2017, 97 (3): 379-380.

4. CHEN C C, CHANG K C, MEDEIROS L J, et al. Hydroa vacciniforme and hydroa vacciniforme-like T-cell lymphoma: an uncommon event for transformation. J Cutan Pathol, 2016, 43 (12): 1102-1111.

5. KIM Y J, CHOI S Y, LEE W J, et al. Two cases of hydroa vacciniforme-like lymphoproliferative disease controlled by anti-inflammatory agents. Photodermatol Photoimmunol Photomed, 2017, 33 (5): 287-290.

6. WEN P F, ZHANG M, WANG T T, et al. Comparative study of the clinical pathology, immunophenotype, Epstein-Barr virus infection status, and gene rearrangements in adult and chidren patients with hydroa vacciniforme-like lymphoproliferative disorder. Am J Dermatopathol, 2019, 41 (1): 7-15.

7. IWATSUKI K，SATOH M，YAMAMOTO T，et al. Pathogenic link between hydroa vacciniforme and Epstein-Barr virus-associated hematologic disorders. Arch Dermato，2006，142（5）：587-595.

8. WANG R C，CHANG S T，HSIEH Y C，et al. Spectrum of Epstein-Barr virus-associated T-cell lymphoproliferative disorder in adolescents and young adults in Taiwan. Int J Clin Exp Pathol，2014，7（5）：2430-2437.

9. 周小鸽．张燕林，谢建兰，等．种痘样水疱病的临床病理特点及性质分析．临床与实验病理学杂志，2017，33（5）：544-546.

10. LONG V，LIANG M W，TAN S H. Hydroa vacciniforme-like lymphoproliferative disorder in an elderly Chinese patient and a literature review of adult cases. Int J Dermatol，2018，57（11）：1283-1292.

（刘婷 整理）

笔记

病例5　阴茎传染性软疣一例

病历摘要

【基本信息】

患者，男，23 岁。

主诉：包皮皮疹 1 个月。

现病史：患者 1 个月前无明显诱因发现包皮处散在隆起（图 1-5-1），无明显自觉症状。为求进一步诊治，来皮肤科就诊。

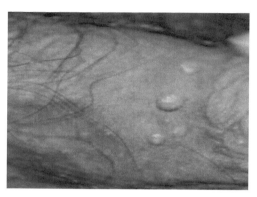

图 1-5-1　包皮处可见散在肉色隆起

既往史：平素健康状况一般，否认高血压、冠心病、糖尿病病史，否认其他传染病病史，否认食物、药物过敏史，否认手术及外伤史。

个人史：同性接触史。

家族史：无。

辅助检查：梅毒、艾滋病阴性，真菌阴性。

【临床诊断】

阴茎传染性软疣。

【病理结果】

大体所见：皮肤组织 1 块，直径 0.2 cm。

组织学检查：（包皮）表皮大致正常，真皮内可见均一红染、嗜酸性软疣小体（图 1-5-2）。

病理诊断：传染性软疣。

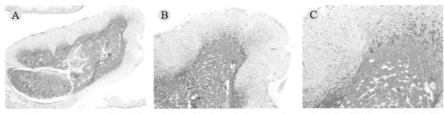

A. 真皮下细胞内可见大量嗜伊红色包涵体（HE 染色 ×100）；B. 细胞内可见均一嗜酸性包涵体（HE 染色 ×200）；C. 高倍镜下细胞内可见嗜酸性包涵体（HE 染色 ×400）。

图 1-5-2　组织学检查

病例讨论

传染性软疣（molluscum contagiosum，MC）是由传染性软疣病毒（molluscum contagiosum virus，MCV）感染引起的、自限性的皮肤和黏膜感染性疾病，常见于儿童和成人。MCV 属于痘病毒家族的双链 DNA 病毒，目前已发现 4 型及若干亚型，但以 MCV- Ⅰ型最常见。MC 是世界上 50 种常见疾病之一。MC 是通过人与人之间皮肤的直接接触、间接接触和自体接种进行传播的。病毒潜伏期为 1 周～ 6 个月不等，通常为 2 ～ 6 周。皮损可以发生在身体任何部位的表面，如口腔或宫颈，少见于足底、手掌和黏膜。儿童患者通过皮肤直接接触或经传染媒介受感染，多发生于面部、躯干和四肢，而成人可通过性行为进行传播，多发生于外生殖器、臀部、下腹部、耻骨部及大腿内侧区，也可发生于肛门；甲下、头皮、眼睑、足底

笔记

和口腔黏膜等是不常见的发病部位。起初皮损为珍珠色、半球形丘疹，之后逐渐增大，皮损中央可微凹，可以是多发，也可以孤立存在，皮损直径通常为 2～5 mm，偶尔皮损呈息肉状，其中心有脐样凹陷，内含乳白色干酪样物质，即软疣小体。病理组织学有其独特特征，为鳞状上皮增生，表皮向真皮内呈分叶状、梨状、瓶颈样或杯状增生。增生下陷表皮的基底层及棘层无明显变化，棘层上层及颗粒层有明显细胞内包涵体形成，包涵体呈均一性红染，致使细胞体积增大、胞核移位，称为软疣小体，此小体边缘可见棘细胞和颗粒层细胞的残余胞质。电镜观察，病毒本身的形成与胞质有密切关系，胞质基质先浓缩，并出现嗜酸性颗粒，这些颗粒逐渐团聚，形成与周围有明显界限的颗粒组合型病毒，继而发展成细颗粒病毒，最后变成砖形、椭圆或圆形，往往在其中心有哑铃状结构的成熟型病毒，整个胞质基质最后变成病毒包涵体（又称软疣小体）。

　　传染性软疣需与寻常疣和角化棘皮瘤等相鉴别。寻常疣是由乳头瘤病毒感染引起的，初始为扁平的角化性丘疹，逐渐增大为圆形或椭圆形乳头状隆起性疣状皮损。病理表现为棘层增生肥厚，颗粒层增厚，表皮角化过度，角质层增厚及疣状增生，表皮脚延长增宽，病变两侧上皮脚延长、增宽，并呈环抱趋势，较为特异性的病变是明显增厚的颗粒层空泡变性，在核内或胞质内有均一性嗜酸性蛋白性小体形成，其周常有空晕。角化棘皮瘤呈杯状，内含大量角化物，边缘呈唇样。其细胞具有丰富的透明嗜酸性胞质，异型性不明显。细胞间的中性粒细胞微脓肿是一个典型特征。

　　MC 治疗方法的选择应根据治疗方案的舒适度、患者的年龄、病变的数量和严重程度、病灶的位置及患者的情况而定。目前临床应用最多的方法依然是疣体刮除术。对于簇集状多发疣体及较大的单发疣体可采用冷冻治疗，但是冷冻治疗后冷冻部位会留有色素沉着，经临床观察，大多数患者治疗后色素斑都能自行消退。

肖影群教授病例点评

传染性软疣在全球范围内均有发病，本病多累及儿童和青少年，性接触传染多见于性活跃人群，主要通过与患者和污染物接触及自体接种而传染。20世纪70年代世界卫生组织开始将传染性软疣列入性传播疾病，本例患者有同性接触史，皮肤活检病理组织学特征符合，故通过性传播感染此病的可能性较大。因此，要控制传染性软疣的传播就必须切断其传播途径，对患者进行详细的健康宣教，建议此例患者在治愈之前暂停性生活，换洗衣物并严格消毒，避免与他人发生交叉感染。

【参考文献】

1. LEUNG A K C, BENJAMIN B, HON K L E. Molluscum contagiosum：an update. Recent Patents on Inflammation & Allergy Drug Discovery, 2017, 11（1）, 22-31.

2. MUTALIK S D, PASAL Y D. Successful use of oral acyclovir in ophthalmic mollusum contagiosum. Indian Dermatol Online J, 2019, 10（4）：456-459.

3. 石冬艳，刘梅，殷致宇，等. 文身后继发传染性软疣1例. 临床皮肤科杂志，2020，49（4）：226-227.

4. 赵家晴，李育婷，王斌，等. 融合状巨大传染性软疣1例. 中国皮肤病学杂志，2020，34（1）：81-82.

5. MUTALIK S D, RASAL Y D. Successful use of oral acyclovir in ophthalmic molluscum contagiosum. Indian Dermatology Online Journal, 2019, 10（4）：456-459.

6. EDWARDS S, BOFFA M J, JANIER M, et al. 2020 European guideline on the

management of genital molluscum contagiosum. Journal of the European Academy of Dermatology and Venereology: JEADV, 2021, 35（1）: 17-26.

7. 王松挺，斯子翔，赵红磊，等 . 难辨认阴茎传染性软疣二例 . 中华皮肤科杂志，2018，51（12）: 2.

8. GERLERO P，HERNÁNDEZ-MARTÍN Á. Update on the treatment of molluscum contagiosum in children. Actas Dermo-Sifiliograficas，2018，109（5）: 408-415.

9. STEFANOVIC S，YANG D，DRAGANOV P V，et al. Anal molluscum contagiosum. Clinical Gastroenterology and Hepatology，2021，19（12）: A28.

10. LACARRUBBA F，MICALI G，TRECARICHI A C，et al. New developing treatments for molluscum contagiosum. Dermatology and Therapy，2022，12（12）: 2669-2678.

（刘婷　整理）

病例 6 艾滋病合并胃 CMV 感染一例

病历摘要

【基本信息】

患者，男，34 岁。

主诉：间断发热、口干半年，乏力、纳差、肌肉酸痛半月，发现抗 HIV 初筛（＋）4 天。

现病史：患者半年前无明显诱因出现口干，伴间断发热，体温波动于 37.5 ～ 40 ℃，伴有咳嗽、咳痰，为白痰，无胸闷、憋气、腹痛、腹泻、视力下降、乏力、纳差、肌肉酸痛等不适，在当地诊所予以龙胆泻肝胶囊、阿莫西林等退热药物对症治疗，症状可缓解，但患者口干症状持续。半月前患者在间断发热、口干基础上出现乏力、纳差、恶心，偶有呕吐，为胃内容物，伴肌肉酸痛。4 天前于外院查肝功能提示 ALT 198.8 U/L，AST 629.3 U/L，TBIL 13.8 μmol/L，BUN 10.63 μmol/L，Cr 107.85 μmol/L，血钾 4.31 mmol/L，CK 2780 U/L，CK-MB 277.96 U/L，eGFR 72.271 mL/（min·1.73 m^2），尿常规提示潜血 3+，同时抗 HIV 初筛阳性（已送确证），现为进一步诊疗收入院。

既往史：平素健康状况一般，1 年前曾患肾结石，否认高血压、冠心病、糖尿病病史，否认其他传染病病史，否认食物、药物过敏史，否认手术及外伤史。

个人史：无地方病疫区居住史，无传染病疫区生活史，无冶游史，吸烟史 15 年，每天 1 包，饮酒史 8 ～ 9 年，每日 100 g 白酒。

家族史：无。

辅助检查：肝功能提示 ALT 198.8 U/L，AST 629.3 U/L，TBIL 13.8 μmol/L，BUN 10.63 μmol/L，Cr 107.85 μmol/L，血钾 4.31 mmol/L，CK 2780 U/L，CK-MB 277.96 U/L，eGFR 72.271 mL/（min·1.73 m^2），肌红蛋白 3948 ng/mL，尿常规提示潜血 3+，同时抗 HIV 初筛阳性。胃镜结果示食管及贲门未见明显异常。胃底、胃体黏膜弥漫片状充血、水肿，多发浅溃疡（图 1-6-1A），覆白苔，周边黏膜增生改变，于胃底、胃体各取活检组织 2 块送病理。胃角呈弧形，黏膜光滑柔软。胃窦黏膜片状充血、水肿，见 1 处溃疡（图 1-6-1B），取活检组织 2 块送病理。幽门呈圆形，开闭自然，黏膜光滑，未见胆汁反流。十二指肠球部及降部未见明显异常。

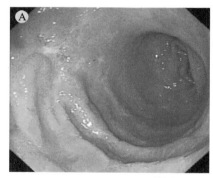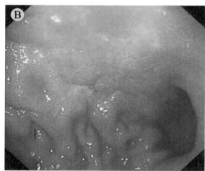

A. 胃体多发浅溃疡；B. 胃窦溃疡。

图 1-6-1　胃镜检查

【临床诊断】

HIV 感染（艾滋病期）、慢性胃炎、发热待查。

【病理结果】

大体所见：胃镜钳取胃底、胃体和胃窦活检组织各 2 块，均呈灰红色粟粒大小，质地软。

组织学检查：胃黏膜呈中度慢性活动性炎症，部分黏膜糜烂，于大部分胃小凹内可见短棒状幽门螺杆菌（图 1-6-2A），经 Warthin-

Starry 银染色呈棕黄至黑褐色（图 1-6-2B）。部分上皮细胞（图 1-6-2C）及间质细胞（图 1-6-2D）内可见核内及胞质内包涵体，固有层腺体排列紊乱、被破坏，间质内大量混合炎细胞浸润及病毒包涵体形成（图 1-6-2E），经 CMV 特异性探针原位杂交检测，包涵体呈现棕黄色（图 1-6-2F）。

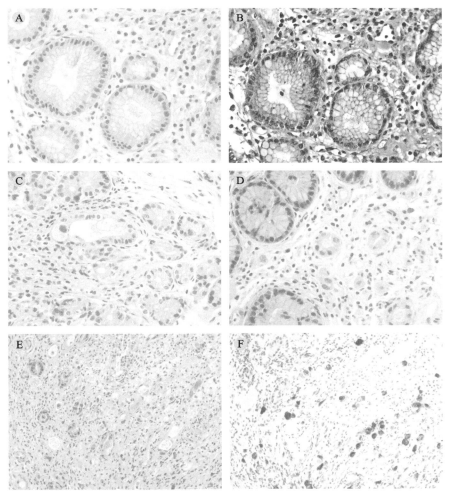

A. 胃小凹内可见短棒状杆菌（HE 染色 ×400）；B. 杆菌被染成棕黑色（六胺银染色 ×400）；
C. 腺上皮细胞内嗜酸性病毒包涵体；D. 间质细胞内可见嗜酸性病毒包涵体（HE 染色 ×400）；
E. 固有层内多个病毒包涵体（HE 染色 ×200）；F. 连续切片原位杂交示 CMV 阳性。

图 1-6-2　组织学检查

原位杂交及特殊染色结果：CMV（＋），Warthin-Starry 银染色（＋）。

病理诊断：胃黏膜 CMV 和幽门螺杆菌感染。

病例讨论

　　CMV 是一种双链 DNA 病毒，是 β - 疱疹病毒家族成员之一。该病毒在普通人群中广泛传播，CMV 血清流行率可能超过 60%。CMV 感染可通过密切接触、静脉注射、输血、性交、胎盘传播或器官移植引发。CMV 感染是一种可能威胁人类生命的偶发性感染，在 HIV 感染 /AIDS 患者中常见。在 HIV 感染者中，对症状性疾病的易感性与免疫抑制程度有关，当 CD4$^+$ T 细胞数＜ 200 个 /μL 时，免疫抑制程度显著升高。并且 CMV 在不同器官中表现出广泛的细胞倾向性。最常见的 CMV 易感细胞包括上皮细胞、平滑肌细胞、内皮细胞和成纤维细胞。其中，胃肠道是 CMV 感染的常见部位，可引起严重并发症，是导致 HIV 感染 /AIDS 患者死亡的主要因素。在 HIV 感染 /AIDS 患者中，胃肠道感染约占 CMV 感染的 10%，并且 CMV 感染可在胃肠道的任何区域检测到（从口腔到直肠），其中结肠是最易感部位，结肠受累的患者可高达 94%。

　　CMV 结肠炎通过病理学检查来确定病毒存在于活检组织中。内镜检查和黏膜活检是最常用的诊断方法。诊断的主要过程是通过内镜检查确定黏膜病变，通过组织活检确认感染，并且组织学确诊的敏感性为 93%，特异性为 100%。当活检组织中观察到疑似病毒感染的细胞（即病毒细胞病变效应）时，通过进一步的染色对 CMV 感染进行确诊。这些病毒感染的细胞表现为有典型的细胞内包涵体，在常规 HE 染色或 IHC 染色中可以观察到 CMV 病毒包涵体呈现"猫

笔记

头鹰眼"样的结构。然而，不能仅通过 HE 染色来识别所有病毒包涵体，因为复杂的炎症背景可能会掩盖包涵体。此外，由于各种原因，IHC 也不是 CMV 检测中灵敏度最高的方法，因此对于在中重度炎症活检中常规实施 IHC 的必要性仍存在争议。而 PCR 是一种敏感、特异和快速的分子工具，可能有助于在可疑或临床高度可疑的小的胃肠道活检中的早期诊断，但不能显示原位阳性细胞的位置。因此，原位杂交是目前检测胃肠道 CMV 可靠且实用的方法。值得注意的是，出现显著活跃的炎症，尤其是溃疡，是怀疑胃肠道 CMV 感染的重要线索。但是，当没有明显炎症时，也不能完全排除 CMV 感染。当炎症背景较少时，可能与 CMV 感染后高活性抗反转录病毒治疗有关，也可能是由于取样的误差，样本取自病变附近。此外，CMV 疾病的进展与胃肠道溃疡形成密切相关。因此，在胃肠道中观察到溃疡，血液中的 CMV-DNA 更可能呈阳性。

肖影群教授病例点评

CMV 感染是艾滋病患者最常见的疱疹病毒感染，可分为 CMV 血症和器官受累的 CMV 病。CMV 可侵犯消化系统，胃镜或者肠镜可见到黏膜溃疡，诊断往往需要依靠组织病理学检查见到 CMV 的包涵体。除此之外，原位杂交是目前检测胃肠道 CMV 可靠且实用的方法。

【参考文献】

1. SUN L，CHEN J M，YANG K，et al. Cytomegalovirus cell tropism and clinicopathological characteristics in gastrointestinal tract of patients with HIV/AIDS. Diagnostic Pathology，2022，17（1）：9.

2. CHRISTENSEN-QUICK A，VANPOUILLE C，LISCO A，et al. Cytomegalovirus and HIV persistence：pouring gas on the fire. AIDS Research and Human Retroviruses，2017，33（S1）：S23-S30.

3. GERNA G，KABANOVA A，LILLERI D. Human cytomegalovirus cell tropism and host cell receptors. Vaccines，2019，7（3）：70.

4. GUO L，DEROCHE T C，SALIH Z T，et al. Routine hematoxylin and eosin stain is specific for the diagnosis of cytomegalovirus infection in gastrointestinal biopsy specimens. International Journal of Surgical Pathology，2018，26（6）：500-506.

5. O'HARA K M，PONTRELLI G，KUNSTEL K L. An introduction to gastrointestinal tract CMV disease. JAAPA：Official Journal of the American Academy of Physician Assistants，2017，30（10）：48-52.

6. YEH P J，WU R C，CHIU C T，et al. Cytomegalovirus diseases of the gastrointestinal tract. Viruses，2022，14（2）：352.

7. ROYSTON L，ISNARD S，LIN J，et al. Cytomegalovirus as an uninvited guest in the response to vaccines in people living with HIV. Viruses，2021，13（7）：1266.

8. MARQUES S，CARMO J，PINTO D，et al. Cytomegalovirus disease of the upper gastrointestinal tract：a 10-year retrospective study. GE Portuguese Journal of Gastroenterology，2017，24（6）：262-268.

9. XUAN L，REN L，HAN F，et al. Cytomegalovirus infection exacerbates experimental colitis by promoting IL-23 production. Inflammation，2020，43（1）：326-335.

10. RAWA-GOŁĘBIEWSKA A，LENARCIK M，ZAGÓROWICZ E. Resolution of CMV infection in the bowel on vedolizumab therapy. Journal of Crohn's & colitis，2019，13（9）：1234-1235.

（周新刚　杨坤　整理）

病例 7　艾滋病伴颅内 JC 病毒感染所致 PML 一例

病历摘要

【基本信息】

患者，男，16 岁。

主诉：言语不清及双下肢步态不稳 1 年，右耳耳鸣 3 个月。

现病史：1 年前无明显诱因出现头痛，伴言语不清及双下肢步态不稳，就诊于当地医院，HIV 阳性，头颅 MR 检查提示双侧基底节区、侧脑室旁及小脑多发病灶，考虑为结核性脑膜炎，给予抗结核治疗及 HAART，患者言语障碍及步态不稳症状有所改善，遂出院。3 个月前患者出现右耳耳鸣（类似虫鸣声），2 个月前住院复查，行头颅增强磁共振检查，右侧小脑半球占位，考虑炎症可能，脑脊液宏基因测序提示疱疹病毒感染，给予更昔洛韦抗病毒治疗，复查头颅增强磁共振示小脑占位无明显变化，幕上脑积水。现患者言语不清、步态不稳、复视及饮水呛咳，为进一步诊治入院。

既往史：平素健康状况良好，发现艾滋病 1 年，给予 HAART，病毒载量不详。1 年前诊断肺结核，给予抗结核治疗，自诉已治愈。否认高血压、冠心病、糖尿病病史，否认其他传染病病史，否认食物、药物过敏史，否认手术及外伤史。

个人史：生长于新疆维吾尔自治区乌鲁木齐市，中学文化程度，学生，否认地方病疫区居住史，否认传染病疫区生活史，否认冶游史，否认吸烟史，否认饮酒史，未婚，未育。

笔记

家族史：父母亲健在，父母均患有艾滋病，否认遗传病病史、肿瘤史及冠心病、高血压、糖尿病病史。

辅助检查：实验室检查示 HIV-RNA 93 copies/mL，$CD4^+T$ 淋巴细胞 769 个 /μL，CMV-IgG 阳性，CMV-IgM 阴性，HSV- Ⅰ-IgG 阳性，HSV- Ⅰ-IgM、HSV- Ⅱ-IgG、HSV- Ⅱ-IgM 阴性，EB-IgM、TOX-IgG、TOX-IgM 阴性。影像学检查见图 1-7-1。

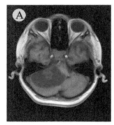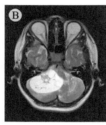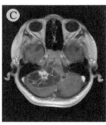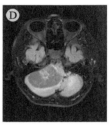

A. 右侧小脑占位（T_1WI）；B. 右侧小脑占位（T_2WI）；C. 右侧小脑占位（T_1 增强）；D. 右侧小脑占位（FLAIR）。

图 1-7-1　颅脑 MRI 检查

手术所见：病变囊实性，实性部分呈鱼肉样，质韧，血运丰富，病变与邻近血管、神经及脑组织等粘连紧密，边界不清，压迫神经、脑干及第四脑室，面听神经及脑干等受压变形且与肿瘤包膜粘连十分紧密。术野外解剖病变，实性部分呈鱼肉样，多房间隔，囊液黄褐色。

【临床诊断】

HIV 感染（艾滋病期）、结核性脑膜炎、脑部多发性占位病变。

【病理结果】

大体所见：灰白不整形组织 1 堆，大小 1.5 cm×1 cm×0.5 cm，部分区域呈囊壁样。

组织学检查：镜下见小脑组织，部分区域呈囊壁样，局灶胶质细胞增生，伴大量淋巴细胞及组织细胞浸润，其内可见大量核大、深染的奇异型细胞，部分可见核内包涵体（图 1-7-2），血管周围淋巴血管套形成。

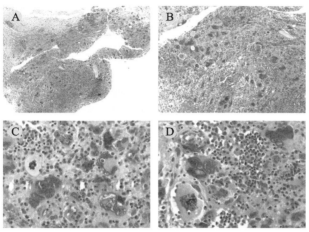

A.病变呈囊壁样（HE 染色 ×100）；B.大量炎细胞浸润，可见奇异型细胞（HE 染色 ×200）；
C、D.大量核大、深染的奇异型细胞，部分可见核内包涵体（HE 染色 ×400）。

图 1-7-2　组织学检查

免疫组化及分子检测结果：奇异型细胞 GFAP（＋），P53（＋），
Ki-67（＋），SV40（＋），Olig-2（－），IDH（－）（图 1-7-3）。JC 病毒
荧光定量 PCR（＋）（图 1-7-4）。

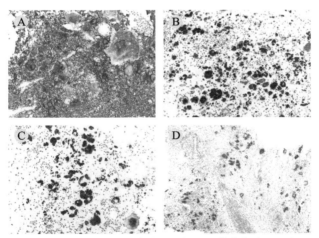

A.奇异型细胞 GFAP 阳性（×400）；B.奇异型细胞 Ki-67 指数高（×400）；C.奇异型细胞
P53 阳性（×400）；D.奇异型细胞 SV40 阳性（×400）。

图 1-7-3　免疫组化

病理诊断：进行性多灶性白质脑病。

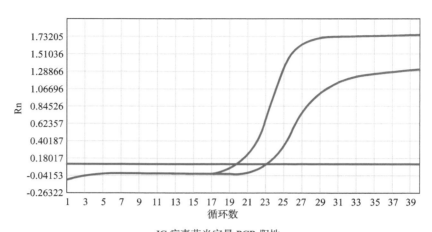

JC 病毒荧光定量 PCR 阳性。

图 1-7-4 分子检测结果

病例讨论

进行性多灶性白质脑病（progressive multifocal leukoencephalopathy，PML）——由多瘤组 DNA 病毒引起的机会性脱髓鞘疾病，几乎所有导致这种疾病的临床分离株都存在 JC 病毒株（图 1-7-5）。JC 病毒广泛存在于人体内，尤其是肾及脑组织中，正常免疫患者极少发病，免疫抑制导致 JC 病毒重新激活（CD4$^+$T 淋巴细胞计数＜ 100 个 /μL）。HIV 和 JCV 在导致 PML 发生的过程中存在协同作用。AIDS 并发中枢神经系统感染时血 – 脑屏障对 JCV 通透性增加，HIV 的 Tat 蛋白或其分泌的趋化因子可刺激 JCV 的复制，感染也发生于小脑颗粒细胞神经元及灰质内的皮质椎体神经元，导致广泛性、多阶段的脱髓鞘。

类型	属	种	拉丁文名	total_reads_percent	Total reads
V:DNA	多瘤病毒属	JC 多瘤病毒	*JC polyomavirus*	96.04%	97

类型：V:DNA：DNA 病毒

病原微生物高通量测序检出 JC 多瘤病毒。

图 1-7-5 DNA 病毒检测

临床上常以精神症状为首发症状，包括早期性格改变、记忆力下降等，晚期可出现痴呆乃至昏迷等各种意识障碍，也可表现为偏瘫、偏盲、视野缺损的症状，少有发热、头晕及头痛，部分患者可出现癫痫发作，与损伤部位和皮质的邻近程度有关，是由 JCV 诱发的脱髓鞘和大脑皮质的炎症导致。具有典型的 MRI 表现，临床有明显神经功能损害症状，脑脊液 JC 病毒 DNA 检测阳性或脑组织活检证实可明确诊断。

影像学典型发病部位是大脑皮质下，U 形纤维受累，灰质侧边界清楚，白质侧边界不清，呈"扇贝"样改变。更典型的病例表现为"银河"征，即 T_2WI/T_2 FLAIR 上较大融合病灶周围有多个点状异常信号（早期），病程的进展点状异常信号逐渐相互融合成较大病灶。

组织学方面，JC 病毒株对少突胶质细胞和星形胶质细胞的显著趋向性及其在体内的复制是引起 PML 特殊病理改变的原因。被感染细胞胞核增大，有紫红色病毒包涵体（典型疱疹病毒感染包涵体少见）。随着靶细胞的不断感染和裂解，少突胶质细胞减少，随后由参与清除和消化退变髓鞘的泡沫样巨噬细胞浸润。表现为旺炽的星形胶质细胞增生、少量炎细胞浸润及淋巴血管套形成，未见明确坏死及肉芽肿形成。可出现非典型星形细胞增生，即除了旺炽的星形胶质细胞增多症，也经常发现异常增大的星形细胞瘤样星形胶质细胞，细胞学上也有变化（形态学非典型核分裂象、Ki-67 表达和 P53 异常阳性）。

本病例主要需要与胶质细胞来源肿瘤及疱疹病毒感染相鉴别。多形性黄色星形细胞瘤具有大的多形性的星形细胞瘤（通常是多核的）细胞、梭形细胞和脂肪样细胞，通常有许多嗜酸性颗粒小体和网状蛋白沉积，并以 *BRAF p.V600E* 突变为特征（或其他 MAPK

通路基因改变）和纯合性 CDKN2A 和（或）CDKN2B 缺失（CNS WHO 分级 2 级或 3 级）。本病例虽然存在细胞的多形性，但没有多形性黄色星形细胞瘤的其他形态学特点，免疫组化染色 CD34 及 BRAF 阴性也可排除该诊断。胶质母细胞瘤中的 IDH- 野生型，是一种弥漫性星形胶质瘤，IDH- 野生型和 H3- 野生型具有以下一个或多个组织学或遗传特征：微血管增生、坏死，TERT 启动子突变，EGFR 基因扩增，+7/–10 染色体拷贝数变化（CNS WHO 4 级）。本病例不存在微血管增生及肿瘤性坏死，故暂不考虑该诊断。本病例由于部分区域存在核内包涵体，需要与疱疹病毒感染相鉴别，HSV1 及 HSV2 的免疫组化及高通量测序技术结果可以帮助诊断，该病例均为阴性，可以排除。

肖影群教授病例点评

　　PML 是一种亚急性脱髓鞘疾病，AIDS 患者可有 0.5% ～ 4% 伴发 PML，由 JC 病毒激活而导致局灶或多灶性神经功能缺损，其病理特点主要是由 JC 病毒株导致的少突胶质细胞和星形胶质细胞的损伤，表现为旺炽的星形胶质细胞增生、少量炎细胞浸润及淋巴血管套形成，也可出现异常增大的星形细胞瘤样星形胶质细胞，可见非典型核分裂象、Ki-67 表达和 P53 异常阳性。

【参考文献】

1. HARYPURSAT V, ZHOU Y, TANG S, et al. JC polyomavirus, progressive multifocal leukoencephalopathy and immune reconstitution inflammatory syndrome: a review. AIDS Res Ther, 2020, 17 (1): 37.

笔记

2. AKSAMIT A J J R. Progressive multifocal leukoencephalopathy：a review of the pathology and pathogenesis. Microsc Res Tech，1995，32（4）：302-311.

3. TAN C S，KORALNIK I J. Progressive multifocal leukoencephalopathy and other disorders caused by JC virus：clinical features and pathogenesis. Lancet Neurol，2010，9（4）：425-437.

4. JOHN R GOLDBLUM，LAURA W LAMPS，JESSE K MCKENNEY，et al. 罗塞和阿克曼外科病理学 . 11 版 . 回允中，译 . 北京：北京大学医学出版社，2021.

5. DONO A，WANG E，LOPEZ-RIVERA V，et al. Molecular characteristics and clinical features of multifocal glioblastoma. J Neurooncol，2020，148（2）：389-397.

6. OSTROM Q T，BAUCHET L，DAVIS F G，et al. The epidemiology of glioma in adults：a "state of the science" review. Neuro Oncol，2014，16（7）：896-913.

7. PHILLIPS J J，GONG H，CHEN K，et al. The genetic landscape of anaplastic pleomorphic xanthoastrocytoma. Brain Pathol，2019，29（1）：85-96.

8. ZOU H，DUAN Y，WEI D，et al. Molecular features of pleomorphic xanthoastrocytoma. Hum Pathol，2019，86：38-48.

9. FIGARELLA-BRANGER D，APPAY R，METAIS A，et al. La classification de l' OMS 2021 des tumeurs du système nerveux central [The 2021 WHO classification of tumours of the central nervous system]. Ann Pathol，2022，42（5）：367-382.

10. WANG Y，JIA J，WANG Y，et al. Roles of HSV-1 infection-induced microglial immune responses in CNS diseases：friends or foes? Crit Rev Microbiol，2019，45（5-6）：581-594.

（周新刚　陈佳敏　整理）

笔记

病例 8　艾滋病伴颅内 HSV 感染一例

病历摘要

【基本信息】

患者，男，35 岁。

主诉：乏力、纳差 7 个月，加重伴意识障碍 2 个月。

现病史：患者 7 个月前无诱因出现乏力明显，伴厌食、恶心、呕吐，自认为胃肠炎，未诊治。2 个月前家人发现其 4 天未进食，精神极差，言语、思维混乱，送至当地县医院，完善胃镜检查提示慢性萎缩性胃炎，头颅 CT 提示颅内病变，进一步查抗 HIV 初筛阳性，住院 10 天，给予对症治疗后出院。患者嗜睡状态每天都在加重，精神恍惚，逐渐无法下床，当地疾病预防控制中心抗 HIV 确证试验回报阳性。1 月余前就诊于外院，住院行头颅磁共振提示左侧额叶、顶叶、枕叶、右侧放射冠、基底节区多发异常信号，考虑 AIDS 合并弓形虫感染。查 HIV-RNA 5.82×10^4 IU/mL，CD4$^+$T 淋巴细胞计数 4 个 /μL。给予复方新诺明联合克林霉素抗感染治疗，并开始启动 HAART，方案为应用艾考恩丙替片（捷扶康）。患者 1 周前意识障碍开始加重，言语极少及混乱，偶有自言自语，无发热，几乎无法进食，为进一步诊治家属将其转至我院。

既往史：平素健康状况良好，否认高血压、冠心病、糖尿病病史，否认其他传染病病史，否认食物、药物过敏史。20 余年前曾因下肢骨折行手术治疗，否认其他手术及外伤史。

个人史：无地方病疫区居住史，无传染病疫区生活史，无冶游

笔记

史，否认吸烟史，否认饮酒史，离异，无子女。

家族史：否认家族中有类似病患者，否认遗传病病史。

辅助检查：实验室检查示 HSV-Ⅰ-IgG 阳性，HSV-Ⅰ-IgM 阴性，HIV-RNA 84 copies/mL，CD4$^+$T 淋巴细胞 4 个 /μL。影像学检查见图 1-8-1。

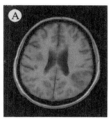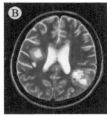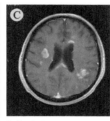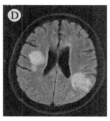

A. 颅内多发异常信号（T₁WI）；B. 颅内多发异常信号（T₂WI）；C. 右侧小脑占位，颅内多发异常信号（T₁ 增强）；D. 颅内多发异常信号（FLAIR）。

图 1-8-1　颅脑 MRI 检查

【临床诊断】

HIV 感染（艾滋病期）、脑部多发性占位、发热待查。

【病理结果】

大体所见：灰红不整形组织 1 堆，大小 1 cm × 0.6 cm × 0.3 cm。

组织学检查：镜下见脑组织，胶质细胞增生，可见泡沫细胞及中性粒细胞浸润，间质见砂粒体，部分细胞核内似见包涵体（图 1-8-2）。

免疫组化结果：HSV1（＋）（图 1-8-3）。

病理诊断：单纯疱疹病毒感染。

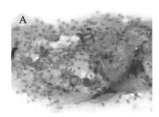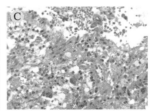

A. 冰冻细胞学涂片见可疑病毒砂粒体结构（HE 染色 ×400）；B. 胶质细胞增生伴炎细胞浸润，间质砂粒体及核内包涵体（HE 染色 ×200）；C. 核内包涵体（HE 染色 ×400）。

图 1-8-2　组织学检查

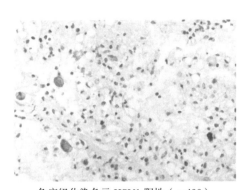

免疫组化染色示 HSV1 阳性（×400）。

图 1-8-3 免疫组化染色

病例讨论

疱疹病毒可引起多种神经系统感染。研究主要针对 1 型单纯疱疹病毒（herpes simplex virus type1，HSV1）引起的局灶性、坏死性和出血性脑炎。单纯疱疹病毒性脑炎（herpes simplex encephalitis，HSE）的发病率每年只有（2～4）/100 万，但其在潜在的致命性非流行性病毒性脑感染中居首位。任何年龄的人都可能受到影响。HSE病程通常呈暴发性，其特征是发热、情绪紊乱、言语障碍、癫痫发作和意识减退。CSF 检测（淋巴）细胞增多。

在神经影像学上，病变通常局限于额区和（或）颞区，倾向于定位于前内侧颞叶、眶部额叶皮质、岛叶和扣带回。临床可应用 PCR 检测 CSF 中的 HSV-DNA，其具有很高的敏感性和特异性，基本上已经取代了脑活检。

HSE 的组织学表现随临床病程的进展而有很大的不同。在炎症浸润之前，最早期可观察到的变化包括神经元萎缩和嗜酸性改变，伴有血管充血、皮质海绵状变薄和苍白。这种表现可能与缺氧缺血性脑损伤非常相似，易导致误诊为急性脑梗死，尽管仔细观察退化的神经元

笔记

常常可发现毛玻璃样病毒性细胞病变。在疾病早期可能会在星形胶质细胞、少突胶质细胞及神经元中找到嗜酸性核内病毒包涵体。

随着疾病的进展，炎症反应越发明显。可见淋巴细胞和浆细胞定植在脑膜上，袖套状穿透血管，以及迁移进受损皮质。单核细胞可能聚集在受感染的神经元上，形成噬神经的或所谓的小胶质结节。这些改变常常伴有出血，并且在某些情况下形成血栓，甚至纤维蛋白样血管坏死。最后主要浸润细胞为泡沫样巨噬细胞，最终清除坏死的碎片，在先前感染的位置只留下空洞和残存的胶质成分。少突胶质细胞受累和胶质细胞增生（以及星形细胞增多）是常见的，但这些变化在疾病中出现得很晚。这与脱髓鞘和神经退行性过程有关。

建议使用抗 HSV 抗体对所有临床怀疑为 HSE 的病例进行免疫组化评估。研究表明，HSV 抗原最有可能在出现脑炎症状的第 1 周检测到。随着炎症反应的增强，抗原表达在临床起病的第 2 周和第 3 周稳步下降，其后则通常无法检测出来。然而，在免疫功能不全的患者中，疾病后期 HSV 抗原仍可持续存在。

HSV1 和 HSV2 感染的特异性诊断在中枢神经系统急性感染中具有极其重要的意义，感染可能造成严重后果。因此明确的诊断十分重要。实时荧光定量 PCR（real-time PCR），作为一种具有敏感和特异性的 HSV 诊断手段，为患者的管理提供了快速的预后信息。

肖影群教授病例点评

HSE 是由 HSV 所致的一种急性中枢神经系统病毒感染性疾病，发病率低，但是散发性致命性脑炎最常见的病因。临床可应用 PCR 检测 CSF 中的 HSV-DNA，脑活检是诊断 HSE 的金标准。HSE 的组

笔记

织学表现随临床病程的进展而不同，对所有临床怀疑 HSE 的病例，建议使用抗 HSV 抗体进行免疫组化评估。

【参考文献】

1. JIA D T，THAKUR K. Fungal infections of the central nervous system. Semin Neurol，2019，39（3）：343-357.

2. WANG Y，JIA J，WANG Y，et al. Roles of HSV-1 infection-induced microglial immune responses in CNS diseases：friends or foes? Crit Rev Microbiol，2019，45（5-6）：581-594.

3. HUKKANEN V，NYGÅRDAS M. The virtues and vices of harnessing HSV vectors for CNS autoimmunity modulation. Immunotherapy，2013，5（9）：911-913.

4. ROZENBERG F. Virus herpes simplex et infections du système nerveux central：encéphalite，méningite，myélite [Herpes simplex virus and central nervous system infections：encephalitis，meningitis，myelitis]. Virologie（Montrouge），2020，24（5）：283-294.

5. JOHN R GOLDBLUM，LAURA W LAMPS，JESSE K MCKENNEY，et al. 罗塞和阿克曼外科病理学 . 11 版 . 回允中，译 . 北京：北京大学医学出版社，2021.

6. BELLO-MORALES R，ANDREU S，RIPA I，et al. HSV-1 and endogenous retroviruses as risk factors in demyelination. Int J Mol Sci，2021，22（11）：5738.

7. WHITLEY R J. Herpes simplex virus infections of the central nervous system. Continuum（Minneap Minn），2015，21（6 Neuroinfectious Disease）：1704-1713.

8. MIHÁLY I，KOLOZSI T，LIPTAI Z，et al. Experience with multiplex nested PCR and fluorescent antibody tests in the diagnosis of acute central nervous system infections with herpes simplex virus type 1 and 2. Orv Hetil，2010，151（46）：1896-1903.

9. KLEINSCHMIDT-DEMASTERS B K，GILDEN D H. The expanding spectrum of herpesvirus infections of the nervous system. Brain Pathol，2001，11（4）：440-451.

10. MEYLAN S，ROBERT D，ESTRADE C，et al. Real-time PCR for type-specific identification of herpes simplex in clinical samples：evaluation of type-specific results in the context of CNS diseases. J Clin Virol，2008，41（2）：87-91.

（陈佳敏　整理）

病例 9　猕猴 α 疱疹病毒感染人解剖一例

病历摘要

【基本信息】

患者，男，53 岁。

主诉：头痛 2 天，发热 1 天。

现病史：患者因头痛 2 天，发热 1 天就诊于北京市某综合医院，就诊时神志不清，持续发热、四肢乏力及全身肌肉酸痛。入院当天的实验室检查符合感染特点，化验结果为 WBC 6.52×10^9/L，GR% 77.4%，CRP 4 mg/L，PCT < 0.5 ng/mL。当时颅脑和胸部 CT 均未发现异常。在院检查期间，患者仍发热，体温波动于 39 ~ 40 ℃，伴全身乏力，关节肌肉酸痛，3 天后患者出现双下肢无力、步态不稳等神经系统症状。后病情加重，患者 2 天后出现突发意识障碍、心搏及呼吸骤停，立即予 CPR 等复苏抢救和转入 ICU 使用生命支持系统维持。ICU 查体示昏迷状态，颈软，双侧瞳孔等大等圆，直径 2 mm，角膜反射、对光反射消失，全身浅表淋巴结未触及；右上臂内侧、左上胸壁前分别可见一簇数个疱疹，部分可见清亮疱液；心律齐、心脏各瓣膜未闻及病理性杂音；四肢肌力 0 级，肌张力低；四肢腱反射未引出，病理征未能引出。

既往史：平素健康状况良好，无常见慢性病，无高血压、冠心病、糖尿病病史，无其他传染病病史，无明确食物、药物过敏史。

个人史：患者已婚，育有 1 子 1 女，均健康。无地方病疫区居住史，无传染病疫区生活史，无冶游史。否认吸烟史，少量饮酒。

发病前从事动物饲养，主要为实验用猕猴养殖。

家族史：否认家族中有各类传染病，否认遗传病病史。

辅助检查：化验检查示 WBC 7.56×10^9/L，NE% 82.81%，HGB 120.00 g/L，PLT 191.00×10^9/L，CRP 20.3 mg/L，PCT 0.29 ng/mL，K^+ 4.55 mmol/L，Na^+ 148.5 mmol/L，BUN 18 mmol/L，CRE 153.7 μmol/L，ALT 164.5 U/L，AST 212.0 U/L，TBIL 7.1 μmol/L，ALB 33.4 g/L，CK-MB 51.7 U/L，TnI 0.608 ng/mL，PT 13.10 s，APTT 35.20 s，Fbg 509 mg/dL，DD 4.27 mg/L。血气分析示 pH 7.44，PCO_2 37 mmHg，PO_2 95 mmHg，BE 1 mmol/L，HCO_3^- 25 mmol/L，SO_2 98%，Lac 1.44 mmol/L。腰椎穿刺脑脊液检查示脑脊液压力 290 mmH_2O，脑脊液外观无色透明，总细胞 9 个 /μL，白细胞 9 个 /μL，蛋白 134 mg/dL，氯 151 mmol/L，Glu 3.76 mmol/L。送脑脊液进行二代宏基因测序，发现"恒河猕猴 α 疱疹病毒 -1 型"基因序列拷贝。影像学检查见图 1-9-1。

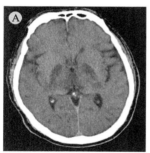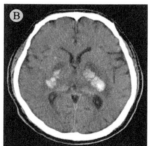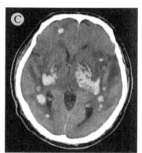

A～C.患者发病后7天进行CT检查，显示脑实质弥漫性低信号，提示弥漫性脑水肿。脑实质、基底节区内可见多发片状高密度信号，提示脑出血。

图 1-9-1 颅脑 CT 检查

【临床诊断】

不明原因脑炎、病毒性脑炎、昏迷状态。

【病理结果】

病理解剖所见：肉眼解剖可见患者脑组织水肿，组织松软、难以完整取出。切片可见脑室液化坏死，皮质下可见多灶坏死区域。心脏未见梗死及动脉硬化，肺脏可见广泛炎症性改变，双肺符合坠积性肺炎特点。其中左下肺叶及右侧下叶和中叶可见局灶实变，切面灰黄，可见脓性物。肝脏和肾脏未见明显感染性病变，消化系统基本正常。睾丸未见病毒包涵体及萎缩。

组织学检查：显微镜下病变区域脑组织呈现多种类型的变性和坏死。液化区域周围胶质细胞增生，周围脑组织内可见淋巴细胞套及大量炎细胞浸润。病变中央坏死区域内可见凝固性坏死鬼影细胞，新发的大量出血，以及陈旧的液化性坏死的脑组织形成的纤维素样物，夹杂大量的组织细胞及泡沫细胞（图 1-9-2A）。坏死组织周围胶质细胞内可见典型的因病毒攻击引起的细胞学病理性改变（cytopathic effect，CPE），为病毒性脑炎特征。但特征性的病毒包涵体仅见于少量软脑膜下和血管周围残存的神经胶质细胞内，猕猴疱疹病毒的包涵体形态学与单纯疱疹病毒（人疱疹病毒 -1/2）、水痘 - 带状疱疹病毒（人疱疹病毒 -3）、巨细胞病毒（人疱疹病毒 -5）等包涵体明显不同，呈现出一种特殊的强嗜碱性特点。在核内包涵体的形态上与巨细胞病毒比较接近，呈现"鹰眼"样结构（图 1-9-2B）。

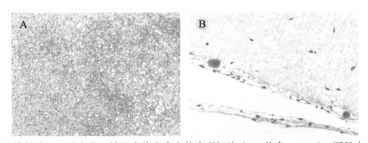

A. 患者尸检的脑组织基底节区域脑炎待查病变的病理切片（HE 染色 ×100），可见中央出血、
　 坏死区域，周边是增生的组织细胞、泡沫样细胞及胶质细胞，同时伴有大量炎症细胞浸润；
B. 患者尸检脑干区域的病理切片（HE 染色 ×400），病变的脑实质内神经核团减少、消弭，软
　 脑膜下可见 2 个典型的病毒包涵体存在，包涵体呈现"鹰眼"状。

图 1-9-2　组织学检查

分子病理检测：为在切片上确证病毒的存在，我们采用了独特的原位 PCR 检测方法验证二代测序的结果。通过针对恒河猕猴 α 疱疹病毒 -1 型设计的特异性 PCR 引物，在处理过的切片上的细胞内进行原位 PCR 扩增。第二步采用地高辛标记试剂盒标记核酸而后采用 DAB 显色。此种技术可清晰显示出各种阳性的细胞，证实了恒河猕猴 α 疱疹病毒 -1 型广泛存在于多种脑组织细胞内。病毒不仅存在于脑组织内神经、软脑膜细胞内，显微镜下可见的病毒包涵体（图 1-9-3A），也广泛存在于包含有病毒的胶质细胞、浸润的淋巴细胞内（图 1-9-3B）。

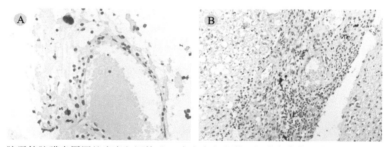

A. 脑干软脑膜炎周围的病毒包涵体（11 点方向）和淋巴细胞内病毒原位 PCR 杂交阳性（DAB 显色 ×400）；B. 基底节区域的脑组织坏死区周围的淋巴细胞、胶质细胞内病毒检测阳性（DAB 显色 ×100）。

图 1-9-3　分子病理检测

　　病理诊断：恒河猕猴 α 疱疹病毒 -1 型病毒性脑炎；脑干及脑实质广泛坏死致呼吸、循环中枢衰竭；脑组织内神经和核团坏死致脑死亡。

病例讨论

　　猕猴 α 疱疹病毒 -1 型（macacine alpha herpesvirus 1）也曾被称为猴B病毒（monkey B virus），是一种罕见的人畜共患病（zoonosis），

也是目前唯一确认的对人有致病性的非人灵长类疱疹病毒。虽然人感染猕猴 α 疱疹病毒 -1 型首次报道于 1932 年，但是文献中相关感染的病例总数不超过 60 例，其中在中国范围内尚未曾报道过。有鉴于猕猴在亚洲分布广泛，且随着自然界中猕猴、恒河猴等种群数量增加，以及疫苗研究等实验动物的需求大增，参照猴痘病毒目前的流行情况，人类感染猕猴 α 疱疹病毒等人畜共患病的病例不会仅是个案，而是很多病例无法进行测序和解剖而无法证实而已。

在病毒学分类上，国际病毒分类命名委员会将其称为猕猴 α 疱疹病毒 -1 型，属于疱疹病毒科 α 疱疹病毒亚科的单纯疱疹病毒属。猕猴 α 疱疹病毒的直径约为 200 nm，病毒结构与人疱疹病毒非常相似，病毒衣壳呈现一个正二十面体（T=16），其结构由 150 个六边形和 12 个五角形组成，内含 6 种组成蛋白质。在自然界中，猕猴 α 疱疹病毒 -1 型可在自然宿主口腔、生殖道、神经系统中潜伏，当免疫功能受损、生病或具有生殖器或口腔病变时，病毒从口腔、生殖道分泌物及结膜散播出来，导致环境污染而感染人类，但最常见的还是猴类抓伤人类而直接导致接触人员感染。因而在处理猕猴的血液、体液或组织时需要采取普遍的预防措施，避免操作人员暴露于猕猴的唾液、生殖道、眼分泌物或中枢神经系统组织后而造成感染。但并非所有接触猕猴的人员均会出现感染，虽然动物饲养员、兽医和实验室人员是高危人群，但绝大多数的猕猴 α 疱疹病毒 -1 型暴露并不会导致发病。

临床表现上，人感染猕猴 α 疱疹病毒 -1 型后的首要症状是皮肤疱疹和相应症状，其临床症状主要是在暴露部位出现发痒、刺痛感或麻木感，而后出现皮肤的疱疹、破溃及结痂，会伴有引流区域的淋巴结肿大。部分患者在病毒血症期（一般 10 ～ 20 天）出现流感样

笔记

表现。随着病毒沿周围神经或血液传入中枢神经系统，可以出现损伤部位的神经系统症状，具体表现与受侵犯的大脑或脊髓部位有关。如同本例一样，广泛脑部感染者可出现死亡。即使幸存，患者通常也会出现严重的神经后遗症。本例患者以发热、头痛起病，并伴有明显的乏力、关节肌肉酸痛等不适。患者病程在 3～5 天快速进展，随着病毒感染中枢神经系统而出现昏迷、休克和肌力丧失。患者在就诊第 5 天磁共振扫描就已经发现多发脑感染病灶，第 7 天的 CT 扫描可见更为严重的病变范围，且呈现嗜神经核团分布的特点。在 ICU 支持治疗和积极的抗病毒治疗下，患者脑组织仍然出现了进展和广泛的出血坏死的表现。第 36 天头颅磁共振平扫在 T_1WI 项可见皮质广泛的线样高信号，提示缺血缺氧后皮质层状坏死；T_2WI 脑内多发低信号灶，提示广泛脑组织水肿和局灶脑实质内出血。同时，颈椎及腰椎矢状位 T_2WI 示脊髓内多发病灶，说明病毒也累及了脊髓。这些发现与神经系统的查体高度吻合，解释了患者出现昏迷、截瘫等情况的病理生理机制。

从病理解剖发现上看，患者皮肤病变在早期可见，本例患者的皮肤病变已经愈合、没有明显的疱疹或结痂。患者原有皮肤病变部位的活检，病理未能发现病毒包涵体及明显的炎症病变。解剖过程中，最明显的病变在于患者的脑部，脑组织在取出时松软、碎裂，镜下脑组织呈现明显的炎症、液化和坏死。从病理组织切片分析，患者的脑部病变呈现多样性，如前图像所显示，脑组织的主要病变有：①脑组织内弥漫性感染性坏死，镜下可见猕猴 α 疱疹病毒广泛存在于脑干、延髓、小脑和大脑各部位。病毒感染具有嗜神经元特点，主要造成了脑干功能核团和神经元广泛坏死，因而迅速导致患者的昏迷和脑死亡。②病毒包涵体及巨细胞变，典型的病毒包涵体与巨细胞病毒（人疱疹病毒 -5）在形态上类似，可以见到巨细胞变的胶质细胞。但不同的是，HE 染色中猕猴 α 疱疹病毒呈现强嗜碱性，而巨细胞病毒则呈现双嗜性特点。通过原位 PCR 检测，显示在小胶质细胞和淋巴细胞也广泛存在猕猴 α 疱疹病毒。③胶质细胞结节，类似于多数疱疹病毒、多瘤病毒的病例。猕猴 α 疱疹病毒感染的胶质结节内，可见核大、染色质增粗，可见核内空泡。④血管炎及血管周围出血，这一特点也是人疱疹病毒性脑炎的特点，在猕猴 α 疱疹病毒中也可以看到在血管周围的病毒存在和典型的血管坏死性炎症（图 1-9-3）。

从病理生理学上观察，虽然猕猴 α 疱疹病毒的许多特点与 HSV 相似，如病毒结构、感染特性和寄存细胞。但是，猕猴 α 疱疹病毒的自然宿主是猕猴，所以当它感染人类时症状和病程较 HSV 有明显差异。例如，猕猴 α 疱疹病毒不是像 HSV 那样在人的神经节细胞内潜伏下来，因人类多无此类病毒的免疫力，猕猴 α 疱疹病毒快速播散至大脑细胞，形成广泛、严重的脑炎。文献报道，猕猴 α 疱疹病毒导致的病毒性脑炎死亡率可高达 70% ～ 80%，虽然注射阿昔洛韦等抗病毒药可以降低死亡率，但其治疗效果明显不如对 HSV 那么有效。

肖影群教授病例点评

猕猴 α 疱疹病毒 -1 型感染是一种罕见的人畜共患病。临床上往往表现为在暴露部位出现发痒、刺痛感或麻木感，而后出现皮肤的疱疹、破溃及结痂，会伴有引流区域的淋巴结肿大。该病毒感染具有嗜神经元特点。在病理解剖上，最明显的病变在于患者的脑部，脑组织在取出时松软、碎裂，镜下脑组织呈现明显的炎症、液化和

笔记

坏死。镜下可见猕猴 α 疱疹病毒广泛存在于脑组织内，HE 染色中猕猴 α 疱疹病毒呈现强嗜碱性。本病例不仅通过脑脊液标本测序证实病毒存在，同时通过独特的原位 PCR 检测，在脑组织标本中进一步确诊。本文中所独有原位 PCR 检测不仅提供了一种便捷、敏感的核酸检测方法，更是将病毒在感染脑组织中的分布及定位显示出来，对于研究病毒感染后的空间组学及深层次的病理生理学会有所帮助。

【参考文献】

1. LECHER J C，DIEP N，KRUG P W，et al. Genistein has antiviral activity against herpes B virus and acts synergistically with antiviral treatments to reduce effective dose. Viruses，2019，11（6）：499.

2. SABIN A B，WRIGHT A M. Acute ascending myelitis following a monkey bite，with the isolation of a virus capable of reproducing the disease. J Exp Med，1934，59（2）：115-136.

3. WANG W，QI W，LIU J，et al. First human infection case of monkey B virus identified in China，2021. China CDC Weekly，2021，3（29）：632-633.

4. ISIDRO J，BORGES V，PINTO M，et al. Phylogenomic characterization and signs of microevolution in the 2022 multi-country outbreak of monkeypox virus. Nat Med，2022，28（8）：1569-1572.

5. ZWARTOUW H T，BOULTER E A. Excretion of B virus in monkeys and evidence of genital infection. Lab Anim，1984，18（1）：65-70.

6. SIMON M A，DANIEL M，LEE-PARRITZ D，et al. Disseminated B virus infection in a cynomolgus monkey. Lab Anim Sci，1993，43（6）：545-550.

7. ENGEL G A，ENGEL L J，SCHILLACI M S，et al. Human exposure to herpesvirus B-seropositive macaques，Bali，Indonesia. Emerg Infect Dis，2002，8（8）：789-795.

8. EBERLE R，JONES-ENGEL L. Understanding primate herpesviruses. J Emerg Dis Virol，2017，3（1）：127.

（王鹏　杨坤　整理）

病例 10 艾滋病患者淋巴结感染结核 分枝杆菌一例

病历摘要

【基本信息】

患者，男，32 岁。

主诉：反复发热、胸闷憋气半年，加重 1 个月。

现病史：患者入院前半年无明显诱因反复出现发热、胸闷憋气，体温波动于 37 ~ 38 ℃，应用退热药及抗生素后可缓解。1 个月前患者胸闷憋气加重、发热，体温可达 39 ℃，就诊于当地医院，支气管镜检查示左肺下叶慢性炎症及炎性渗出伴出血，CT 示左肺下叶部分实变，背侧坠积性改变，右肺下叶炎性条索，心包积液，考虑肺部感染。给予左氧氟沙星及甲泼尼龙进行抗感染、减轻渗出治疗，住院半月病情缓解后出院，出院第 2 天患者双下肢（膝关节以下）疼痛，发热，再次入院，怀疑结核，住院期间口服利福平＋异烟肼＋乙胺丁醇＋吡嗪酰胺试验性抗结核治疗 3 天，体温再次上升后停用。

既往史：1 年前抗 HIV 抗体初筛阳性，$CD4^+T$ 淋巴细胞计数 46 个 /μL。

个人史：同性性行为史 5 年。

体格检查：周身未见皮疹，未见淤点、淤斑及皮下出血，右侧锁骨上淋巴结肿大，直径约 1 cm。颈软无抵抗，双肺叩诊呈清音，双肺呼吸音粗，未闻及干湿啰音及胸膜摩擦音。心界不大，心率

笔记

80 次 / 分，心律齐，各瓣膜听诊区未闻及病理性杂音，腹部平坦，全腹无压痛及反跳痛，腹部未触及包块，肝、脾、胆囊未触及，Murphy 征阴性，肝区叩痛阴性。移动性浊音阴性。生理征正常，病理征未引出。

辅助检查：干扰素释放试验 A 13 SFCs/2.5×10^5、B 48 SFCs/2.5×10^5。CT 示左下肺局限性实变影，心包积液。

【临床诊断】

HIV 感染（艾滋病期）、肺炎、淋巴结结核感染。

【病理结果】

大体所见：右侧锁骨上可触及肿大淋巴结 1 枚，直径约 1 cm，质软，色暗红，有触痛（图 1-10-1），行细针穿刺细胞学检查。穿刺物为脓性，淡黄色，多呈泡沫状。

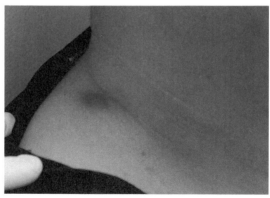

右侧锁骨上肿大淋巴结，直径约 1 cm，质软，色暗红。

图 1-10-1 大体所见

细胞学检查：穿刺细胞学涂片可见干酪样坏死物及大量中性粒细胞（图 1-10-2A），并可见上皮样组织细胞，细胞平铺，胞质丰富，嗜伊红、淡染，细胞核呈圆形或卵圆形（图 1-10-2B）。

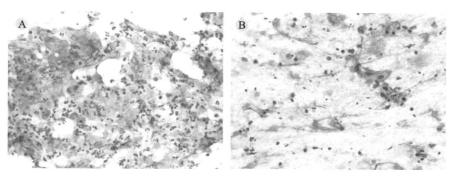

A.细胞学涂片可见干酪样坏死物及大量中性粒细胞（HE 染色 ×400）；B.可见上皮样组织细
胞（HE 染色 ×400）。

图 1-10-2　细胞学检查

特殊染色结果：抗酸染色（+），可见散在、细长、略弯曲的杆
菌（图 1-10-3A），部分菌体可见分节（图 1-10-3B）。

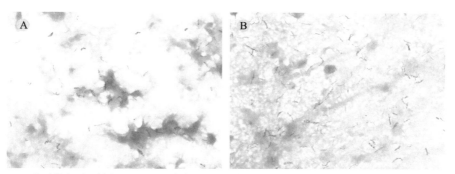

A.抗酸染色可见散在、细长、略弯曲的杆菌（抗酸染色 ×1000）；B.部分菌体可见分节。

图 1-10-3　抗酸染色

分子检测结果：结核分枝杆菌荧光定量 PCR 检测（+）。

病理诊断：淋巴结结核分枝杆菌感染。

病例讨论

分枝杆菌属是一类细长、略弯曲的杆菌，因有分枝生长的趋势
而得名。分枝杆菌属包括近 50 种分枝杆菌，有致病性、非致病性两

笔记

大类，致病性分枝杆菌仅10余种，主要通过呼吸道感染。分枝杆菌难以一般染料染色，需用助染剂并加温使之着色，着色后不易被含3%盐酸的乙醇（盐酸酒精）脱色，故又称抗酸杆菌。按其致病特点分为3类：①结核分枝杆菌复合群，包括人型和牛型分枝杆菌等5个菌种；②麻风分枝杆菌，是麻风病的病原菌；③非结核分枝杆菌，指结核分枝杆菌和麻风分枝杆菌以外的其他分枝杆菌，主要感染免疫力低下的人群。引起疾病的主要是结核分枝杆菌复合群。

结核分枝杆菌复合群（简称结核杆菌）是人结核病的病原体，人是结核分枝杆菌的唯一宿主。此细菌可侵犯全身各组织器官，以肺部感染最多见。人型结核分枝杆菌（结核杆菌）细长、略弯曲，两端钝圆，直径约 0.4 μm，长 1 ~ 4 μm，呈单个或分枝状排列，有菌毛和微荚膜。结核病的发生和发展取决于感染的菌量及其毒力大小和机体的反应性（免疫反应或变态反应）两个方面，后者在结核病的发病学上特别重要。结核分枝杆菌的致病作用可能与细菌的化学成分及诱导机体产生Ⅳ型变态反应性损伤有关。

结核分枝杆菌在机体内引起的病变属于特殊炎症，虽其病变具有一般炎症的渗出、坏死和增生3种基本变化，但有其特异性。由于机体的反应性、菌量及毒力和组织特性的不同，可出现不同的病变类型。渗出为主的病变出现在结核炎症的早期，或者机体免疫力低下、菌量多、毒力强或变态反应较强时，表现为浆液性或浆液纤维素性炎。早期病灶内有中性粒细胞浸润，但很快被巨噬细胞取代。在渗出液和巨噬细胞内易查见结核分枝杆菌。以坏死为主的病变出现在结核分枝杆菌数量多、毒力强、机体抵抗力低或变态反应强烈的情况下，渗出性及增生性病变均可转化为坏死性病变。坏死组织由于含脂质较多而呈淡黄色，均匀细腻，质地较实，状似奶酪，称为干酪样坏死。镜下为红染无结构的颗粒状物，干酪样坏死物中多含有结核杆菌。以增生为主的病变出现在菌量较少、毒力较低或人体免疫反应较强时，形成具有一定诊断特征的结核肉芽肿（tuberculous granuloma），也称为结核结节（tubercle）。结核结节是在细胞免疫基础上形成的，由上皮样细胞、朗汉斯巨细胞加上外围集聚的淋巴细胞和成纤维细胞构成，称为上皮样细胞肉芽肿。当发生较强的变态反应时，结核结节中可出现干酪样坏死。上皮样细胞呈梭形或多角形，胞质丰富，淡伊红色，境界不清，核呈圆形或卵圆形，染色质较少。多数上皮样细胞可互相融合，形成朗汉斯巨细胞，这是一种多核巨细胞，体积很大，胞质丰富，细胞核与上皮样细胞核的形态大致相同，数量由十几个到几十个不等。核排列在胞质的周围，呈花环状、马蹄铁形或密集分布在胞体的一端，此为结核病的特征性病变。

结核病以肺结核最常见。也可播散到肺外许多器官，引起多个器官的结核病，以淋巴结结核、肠结核、骨关节结核、结核性脑膜炎等较多见。淋巴结结核多见于儿童和青年，在免疫功能缺陷者中尤其多见。多位于颈部、支气管和肠系膜淋巴结，尤其以颈部淋巴结结核最常见。致病菌可来自肺门淋巴结结核或口腔、咽喉部结核病灶。淋巴结常成群受累，形成结核结节和干酪样坏死。受累淋巴结肿大，初期相邻淋巴结尚可分离，当病变扩展到淋巴结周围组织后可致相邻淋巴结粘连，形成较大的肿块。干酪样坏死液化后可侵蚀皮肤，形成经久不愈的窦道。

随着 AIDS 的进展，分枝杆菌感染和结核病已成为 AIDS 患者发病和死亡的主要原因。HIV 感染通过抑制对结核杆菌的免疫反应而有利于从其潜伏感染发展为活动性结核病。有报道显示 25% ～ 65%

笔记

的 HIV 感染者在其一生中会在某一个器官发生活动性结核病。结核杆菌感染是一种全身性疾病，随着免疫缺陷程度的增加，肺外结核病更为常见。有研究显示，在 AIDS 患者中，结核淋巴结炎是最常见的肺外结核病形式，以颈部淋巴结结核发病率最高。抗酸染色是诊断结核病最常用的特殊染色方法，其阳性率为 20.8% ～ 97.2%，HIV 阳性合并结核患者的抗酸阳性率明显高于 HIV 阴性的结核病例，研究显示 AIDS 患者中结核抗酸染色阳性率为 78.7%，而非 AIDS 患者中结核抗酸染色阳性率为 47.1%。然而，抗酸染色阴性并不能排除结核病。如果细胞学涂片或组织形态学提示结核病，建议进一步行分子检测。

肖影群教授病例点评

结核病可发生在任何 $CD4^+T$ 淋巴细胞计数水平的艾滋病患者中，随着免疫缺陷程度的增加，肺外结核病更为常见。抗酸染色是诊断结核病最常用的特殊染色方法。根据淋巴结结核在不同时期，有不同细胞形态特征和病理结构特点，可通过组织病理学检查将淋巴结结核分为 5 期 4 型。如果细胞学涂片或组织形态学提示结核病，建议进一步行分子检测。

【参考文献】

1. 中华医学会结核病学分会，结核病病理学诊断专家共识编写组 . 中国结核病病理学诊断专家共识 . 中华结核和呼吸杂志，2017，40（6）：419-425.

2. SUN L，ZHANG L，YANG K，et al. Analysis of the causes of cervical lymphadenopathy using fine-needle aspiration cytology combining cell block in

笔记

Chinese patients with and without HIV infection. BMC Infectious Diseases，2020，20（1）：224.

3. FONTANILLA J M，BARNES A，VON REYN C F. Current diagnosis and management of peripheral tuberculous lymphadenitis. Clin Infect Dis，2011，53（6）：555-562.

4. CHEN X M，SUN L，YANG K，et al. Cytopathological analysis of bronchoalveolar lavage fluid in patients with and without HIV infection. BMC Pulm Med，2022，22（1）：55.

5. JAIN D，GHOSH S，TEIXEIRA L，et al. Pathology of pulmonary tuberculosis and non-tuberculous mycobacterial lung disease：facts，misconceptions，and practical tips for pathologists. Semin Diagn Pathol，2017，34（6）：518-529.

6. WEI M，YONGJIE Z，ZHUOYU Q，et al. Pneumonia caused by mycobacterium tuberculosis. Microbes Infect，2020，22（6-7）：278-284.

7. SAHLI H，ROUECHED L，SBAI M A，et al. The epidemiology of tuberculous dactylitis：a case report and review of literature. Int J Mycobacteriol，2017，6（4）：333-335.

8. DRAIN P K，BAJEMA K L，DOWDY D，et al. Incipient and subclinical tuberculosis：a clinical review of early stages and progression of infection. Clin Microbiol Rev，2018，31（4）：e00021-18.

9. MATHIASEN V D，EISET A H，ANDERSEN P H. Epidemiology of tuberculous lymphadenitis in Denmark：a nationwide register-based study. PLoS One，2019，14（8）：e0221232.

10. TAHSEEN S，KHANZADA F M，BALOCH A Q，et al. Extrapulmonary tuberculosis in Pakistan-a nation-wide multicenter retrospective study. PLoS One，2020，15（4）：e0232134.

（孙磊　整理）

病例 11 艾滋病患者淋巴结感染鸟分枝杆菌一例

病历摘要

【基本信息】

患者，女，25 岁。

主诉：间断腹胀 3 月余，加重伴发热、咳嗽 4 天，发现 HIV 抗体阳性 3 天。

现病史：近 3 月余间断出现腹胀，食欲、体力下降，未诉其他不适，未予以重视。4 天前出现发热，伴有咳嗽，能咳出少量白痰，就诊于当地医院后发热好转，腹胀加重，左上腹明显，胀痛明显，伴有气短、双足肿胀，住院期间发现 HIV 抗体阳性。

既往史：其前夫有同性性行为史，HIV 感染情况不详。

个人史：既往因贫血于当地医院行输血治疗，否认吸毒史。

体格检查：体形消瘦，慢性病容，表情忧虑，卧床；神志清楚，精神焦虑，查体欠合作。颈部、腹股沟区浅表淋巴结触及肿大。左侧呼吸音低，可闻及少量湿啰音。心率 138 次 / 分，心律齐，与脉搏一致，腹部膨隆，肝脏下缘位于右锁骨中线下 3 cm，脾大，达正中线脐水平，质硬，有触痛，未触及液波震颤，肠鸣音减弱，4 次 / 分。

辅助检查：全血细胞检测示 WBC 8.62×10^9/L，NE% 93.80%，NE# 8.09×10^9/L，RBC 2.92×10^{12}/L，HGB 83.00 g/L，PLT 33.00×10^9/L。胸部 CT 提示左侧胸腔积液，左肺下叶膨胀不全及节段性肺不张；右肺下叶背段支气管局限性扩张伴腔内钙化灶、黏液

笔记

栓，考虑炎性病变可能性大；右肺下叶及左肺舌段慢性炎症。

【临床诊断】

HIV 感染（艾滋病期）、发热待查、淋巴结炎。

【病理结果】

大体所见：右侧颈部肿大淋巴结行超声引导下穿刺活检，穿刺组织 1 条，长 1.5 cm，直径 0.1 cm。

组织学检查：穿刺组织内淋巴结正常结构消失，可见大量、弥漫增生的组织细胞，组织细胞间有灶状或散在的淋巴细胞浸润（图 1-11-1A），组织细胞呈泡沫状（图 1-11-1B）。

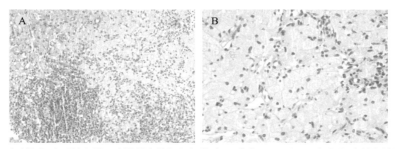

A. 穿刺组织内可见大量、弥漫增生的组织细胞（HE 染色 ×200）；B. 组织细胞呈泡沫状
（HE 染色 ×400）。

图 1-11-1　组织学检查

特殊染色结果：抗酸染色（＋），组织细胞胞质内可见大量红染的棒状杆菌（图 1-11-2A），菌体较短粗，PAS 染色阳性（图 1-11-2B）。

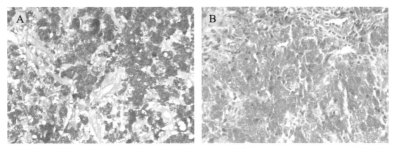

A. 大量红染的棒状杆菌主要位于组织细胞胞质内（抗酸染色 ×400）；B. 组织细胞胞质内杆菌
PAS 染色阳性（PAS 染色 ×400）。

图 1-11-2　抗酸染色及 PAS 染色

分子检测结果：分枝杆菌菌种鉴定示鸟分枝杆菌（＋）。

病理诊断：淋巴结鸟分枝杆菌感染。

病例讨论

非结核分枝杆菌（nontuberculous mycobacteria，NTM）是指除结核分枝杆菌复合群、麻风分枝杆菌以外的其他分枝杆菌，其中以鸟 – 胞内型分枝杆菌（mycobacterium avium-intracellulare，MAI）感染最为常见。NTM 多存在于自然环境中，亦称环境分枝杆菌。该类菌染色特性与结核分枝杆菌相似，但毒力较弱，生化反应各不相同。有些菌种可致人感染，引起淋巴结、肺、皮肤等组织结核样病变，属机会致病菌。

鸟 – 胞内型分枝杆菌复合群（mycobacterium avium-intracellulare complex，MAIC）有鸟分枝杆菌、胞内分枝杆菌、瘰疬分枝杆菌和副结核分枝杆菌等，由于鸟分枝杆菌、胞内分枝杆菌的生物学特性与致病作用非常相似，在一般实验室内很难区分，常合称鸟 – 胞内型分枝杆菌，在非结核病例中占比高达 97%。MAI 具有富含脂质的细胞壁，对外界抵抗力较强，能在热水中长期存活，对氯化物（漂白粉）或溴化物均有抵抗性，因此在家庭和医院的热水系统中也能存活，并能达到较高的浓度，成为沐浴时肺部感染的潜在危险因素。

MAI 最常累及肺和胃肠道，其次是淋巴结、脾、肺、肝等组织，偶可累及脑、视网膜或视神经、肾、皮肤等。通常在艾滋病患者的骨髓、淋巴结和肝活检标本中较易找到 MAI。NTM 淋巴结感染多见于儿童，是儿童最常见的 NTM 病。近 50 年来，引起 NTM 淋巴结病的菌种发生了很大变化，20 世纪 70 年代以瘰疬分枝杆菌最为常见，随后被 MAI 取代。目前艾滋病患者 NTM 淋巴结感染最常见的也是 MAI。淋巴结感染以颈部多见，最常累及的部位是上颈部和下颌下淋巴结，耳部、腹股沟、腋下、纵隔、腹腔淋巴结也可受累。单侧累及多见，双侧少见。大多无全身症状及体征，仅有局部淋巴结受累的表现，无或有轻度压痛，可软化、破溃形成窦道，长期迁延不愈。

NTM 病的病理改变与结核病相似，二者较难鉴别，但 NTM 病的机体组织反应较弱，病变程度相对较轻，干酪样坏死较少，纤维化常见。不同部位、不同菌种及不同宿主 NTM 病的病理变化也可能存在一定差异。MAI 感染的典型病变为泡沫状组织细胞增生，可形成不典型的肉芽肿样病变，组织细胞中含有密集、短小的杆状分枝杆菌。MAI 的毒力比结核分枝杆菌弱，因而机体组织反应较弱，镜下多为组织细胞增生，细胞涂片及组织切片上均可见胞质丰富、泡沫样或空泡状的组织细胞，部分细胞可聚集成肉芽肿样结节，也可弥漫分布。抗酸染色可见胞质内含大量红色分枝杆菌。干酪样坏死较少见。

肖影群教授病例点评

NTM 是艾滋病患者肺内和肺外感染的重要病原体之一，其中最常见的病原体为 MAC。在引入 ART 和克拉霉素的一级预防后，HIV 感染者中播散性 MAC 的感染率显著下降，每年约 2.5/1000。NTM 感染确诊有赖于从血液、淋巴结、骨髓及其他无菌组织或体液中培养出非结核分枝杆菌，并通过 DNA 探针、高效液相色谱或生化反应进行菌种鉴定。粪便或活检组织的抗酸染色涂片与培养及影像学检

笔记

查等可协助诊断。NTM 病的病理改变与结核病相似，NTM 病的机体组织病变程度相对较轻，干酪样坏死较少，纤维化常见。

【参考文献】

1. 中华医学会结核病学分会. 非结核分枝杆菌病诊断与治疗指南（2020 年版）. 中华结核和呼吸杂志，2020，43（11）：918-946.

2. JAIN D，GHOSH S，TEIXEIRA L，et al. Pathology of pulmonary tuberculosis and non-tuberculous mycobacterial lung disease：facts，misconceptions，and practical tips for pathologists. Semin Diagn Pathol，2017，34（6）：518-529.

3. COWMAN S A，LOEBINGER M R. Diagnosis of nontuberculous mycobacteria lung disease. Semin Respir Crit Care Med，2018，39（3）：343-350.

4. KOH W J. Nontuberculous mycobacteria-overview. Microbiol Spectr，2017，5（1）.

5. SHARMA S K，UPADHYAY V. Epidemiology，diagnosis & treatment of non-tuberculous mycobacterial diseases. Indian J Med Res，2020，152（3）：185-226.

6. URABE N，SAKAMOTO S，ITO A，et al. Bronchial brushing and diagnosis of pulmonary nontuberculous mycobacteria infection. Respiration，2021，100（9）：877-885.

7. WASSILEW N，HOFFMANN H，ANDREJAK C，et al. Pulmonary disease caused by non-tuberculous mycobacteria. Respiration，2016，91（5）：386-402.

8. SUN L，ZHANG L，YANG K，et al. Analysis of the causes of cervical lymphadenopathy using fine-needle aspiration cytology combining cell block in Chinese patients with and without HIV infection. BMC Infectious Diseases，2020，20（1）：224.

9. AHMED I，TIBERI S，FAROOQI J，et al. Non-tuberculous mycobacterial infections-a neglected and emerging problem. Int J Infect Dis，2020，92S：S46-S50.

10. RATNATUNGA C N，LUTZKY V P，KUPZ A，et al. The rise of non-tuberculosis mycobacterial lung disease. Front Immunol，2020，11：303.

笔记

（孙磊　整理）

病例 12 艾滋病患者淋巴结感染日内瓦分枝杆菌一例

病历摘要

【基本信息】

患者，男，32 岁。

主诉：发现左侧颈部包块半年。

现病史：患者半年前无明显诱因出现颈部包块，服用抗生素后包块可缩小，停药反弹。患者无明显发热，现为进一步治疗就诊。

既往史：1 年半前抗 HIV 抗体初筛阳性，CD4$^+$T 细胞 120 个 /μL。

个人史：同性性行为史 2 年。

体格检查：左侧颈部可见数个肿大淋巴结，质地中等偏硬，最大者约 2 cm，压痛阳性。双肺叩诊呈清音，未闻及干湿啰音及胸膜摩擦音。心脏各瓣膜听诊区未闻及病理性杂音，腹部平坦，全腹无压痛及反跳痛，腹部未触及包块。移动性浊音阴性。生理征正常，病理征未引出。

辅助检查：超声检查提示左侧颈部多发低回声、无回声区，最大径 28 mm，形态不规则，边界不清，周边少许血流。

【临床诊断】

HIV 感染（艾滋病期）、发热待查、淋巴结炎。

【病理结果】

大体所见：左侧颈部多发肿大淋巴结，最大约 2.5 cm，质韧，有触痛，活动性差（图 1-12-1），行细针穿刺细胞学检查。并进一步在超声引导下行穿刺活检，穿刺组织 1 条，长 1.5 cm，直径 0.1 cm。

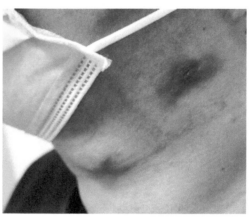

左侧颈部肿大淋巴结，质韧，活动性差。

图 1-12-1 大体所见

细胞学检查：穿刺细胞学涂片可见大量散在的上皮样细胞，部分聚集成团（图 1-12-2A），细胞蜡块切片可见肉芽肿结构（图 1-12-2B）。

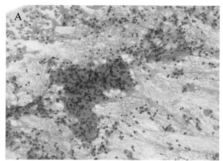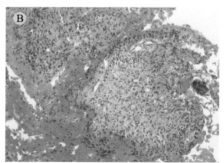

A. 穿刺细胞学涂片中有大量散在的上皮样细胞，部分聚集成团（HE 染色 ×200）；
B. 细胞蜡块切片可见肉芽肿（HE 染色 ×200）。

图 1-12-2 细胞学检查

组织学检查：穿刺组织内可见大量、弥漫增生的组织细胞，细胞呈卵圆形、梭形，胞质丰富，背景中见散在的淋巴细胞（图 1-12-3A）。

免疫组化结果：组织细胞 CD163 染色弥漫阳性（图 1-12-3B）。

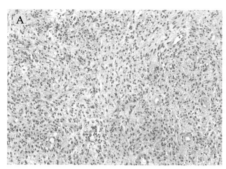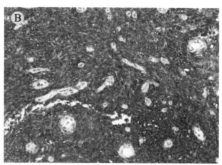

A. 穿刺组织内有大量、弥漫增生的组织细胞（HE 染色 ×200）；B. 免疫组化 CD163 弥漫阳性表达（IHC 染色 ×200）。

图 1-12-3　组织学检查及免疫组化结果

特殊染色结果：抗酸染色（＋），细胞涂片上可见散在点状、短棒状红色杆菌，部分集中于组织细胞胞质内（图 1-12-4A），组织切片显示抗酸阳性杆菌主要位于组织细胞胞质内（图 1-12-4B）。

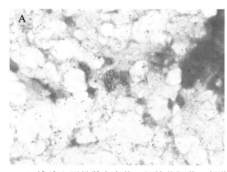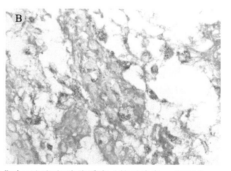

A. 涂片上可见散在点状、短棒状杆菌，部分集中于组织细胞胞质内（抗酸染色 ×1000）；
B. 抗酸阳性杆菌主要位于组织细胞胞质内（抗酸染色 ×1000）。

图 1-12-4　抗酸染色

分子检测结果：分枝杆菌菌种鉴定，日内瓦分枝杆菌（＋）。

病理诊断：淋巴结日内瓦分枝杆菌感染。

病例讨论

日内瓦分枝杆菌（Mycobacterium genavense），1990 年由 Hirschel

首先报道，因发现的首例患者居住于日内瓦，故命名为日内瓦分枝杆菌。该菌为缓慢生长分枝杆菌，血标本在 BACTEC13A 培养基中58 天才能生长。临床表现与鸟 – 胞内型分枝杆菌复合群感染相似，其鉴别点在于在液体培养基中 MAC 10 天就能生长。它是一种环境非结核分枝杆菌，已从自来水中分离出来。其也是世界范围内各种鸟类和其他动物的病原体，北美、欧洲和亚洲都有人类感染的报道。

它容易引起人类播散性感染，常并发于艾滋病，尤其是在 $CD4^+T$ 细胞绝对计数低于 100 的情况下。日内瓦分枝杆菌还可导致器官移植受者、服用高剂量类固醇的患者，以及患有其他免疫缺陷病的人感染。有研究报道了 44 例非 AIDS 免疫功能低下的日内瓦分枝杆菌感染的病例，这些患者的中位年龄为 52 岁（IQR 39 ～ 63），37% 为女性，基础疾病中实体器官移植占 40%，结节病占 14%，造血干细胞移植占 7%。从实体器官移植到日内瓦分枝杆菌感染出现的中位时间为 3.25 年（IQR 2.65 ～ 13），从造血干细胞移植到日内瓦分枝杆菌感染出现的中位时间为 6 个月（IQR 0.6 ～ 12）。44 例病例中，60%的患者至少服用 2 种免疫抑制剂，最常用的药物是类固醇（65%）、霉酚酸酯（26%）和他克莫司（23%）。在这些病例中，11 例报告了 $CD4^+T$ 细胞计数，中位数为 105 个 /μL（IQR 75 ～ 160）。

日内瓦分枝杆菌感染通常位于肝脏、骨髓、小肠、脾脏、肺和淋巴结。播散性日内瓦分枝杆菌感染临床症状与鸟 – 胞内型分枝杆菌感染症状相似，包括发热、腹痛、体重减轻、淋巴结炎、肝脾大和进行性贫血等。诊断最常基于对淋巴结、骨髓、胃肠道黏膜活检或内脏活检标本进行抗酸染色发现阳性杆菌，或血培养阳性。鉴定主要通过分子诊断，如广谱 PCR 或宏基因组测序，95% 的病例中呈阳性。细菌的炎症反应相对较轻，可以观察到坏死灶，泡沫样组织

笔记

细胞反应是日内瓦分枝杆菌的病理特征，这些组织细胞内有大量抗酸染色阳性的杆菌。

肖影群教授病例点评

　　日内瓦分枝杆菌是一种致病性非结核分枝杆菌，总是伴发于艾滋病，感染率次于 MAC。日内瓦分枝杆菌病临床表现与 MAC 感染相似，依靠分子诊断（如广谱 PCR 或宏基因组测序）才能明确。泡沫样组织细胞反应是日内瓦分枝杆菌的病理特征。

【参考文献】

1. 梁莉，张天民 . 90 年代新发现的非结核分枝杆菌 . 微生物学通报，2002，29（2）：78-81.

2. MAHMOOD M，AJMAL S，ABU S O M，et al. Mycobacterium genavense infections in non-HIV immunocompromised hosts：a systematic review. Infect Dis（Lond），2018，50（5）：329-339.

3. ITO Y，TAKAOKA K，TOYAMA K，et al. The first case of concomitant mycobacterium genavense lymphadenitis and EBV-positive lymphoproliferative disorder. Mediterr J Hematol Infect Dis，2020，12（1）：e2020035.

4. OMBELET S，VAN WIJNGAERDEN E，LAGROU K，et al. Mycobacterium genavense infection in a solid organ recipient：a diagnostic and therapeutic challenge. Transpl Infect Dis，2016，18（1）：125-131.

5. TORTOLI E，BRUNELLO F，CAGNI A E，et al. Mycobacterium genavense in AIDS patients，report of 24 cases in Italy and review of the literature. Eur J Epidemiol，1998，14（3）：219-224.

6. HOSODA C，ISHIGURO T，SHIMIZU Y，et al. Mycobacterium genavense infection presenting as an endobronchial polyp and upper lobe atelectasis. Am J Respir

笔记

Crit Care Med，2020，202（11）：e144-e145.

7. BOURLON C，VARGAS-SERAFÍN C，LÓPEZ-KARPOVITCH X. Mycobacterium genavense invading the bone marrow in a HIV-positive patient. Clin Case Rep，2017，5（6）：1043-1045.

8. TOUSSI A，GOODARZI A，KULUBYA E，et al. Mycobacterium genavense granuloma mimicking a brain tumor：a case report. Cureus，2017，9（8）：e1547.

9. KUCZYNSKI A M，KRAJDEN S，SPEARS J，et al. Mycobacterium genavense central nervous system infection in a patient with AIDS. Can J Neurol Sci，2023，50（2）：305-307.

10. ROBALO N T，CALDERÓN A，BARROSO C，et al. Disseminated infection by mycobacterium genavense in an HIV-1 infected patient. IDCases，2020，21：e00926.

（孙磊　整理）

病例 13　布氏杆菌感染导致脊柱炎一例

病历摘要

【基本信息】

患者，男，51 岁。

主诉：发热伴腰背部疼痛 3 个月、左下肢酸痛 1 周。

现病史：患者 3 个月前出现间断发热，体温最高达 39 ℃，无畏寒、寒战，大汗，同时出现下腰部疼痛，1 周后出现右下肢放射痛，放射至右臀部、右大腿及右小腿后方。患者于当地医院给予营养神经等治疗后，右下肢酸痛症状逐渐减轻、消失。近 1 周出现左臀部及左大腿、小腿后方酸痛不适。

既往史：患者 3 年前于外院行双下肢静脉曲张手术治疗。

个人史：家中养羊 20 余只。

体格检查：全身皮肤黏膜颜色正常，无黄染，未见淤点、淤斑及皮下出血，全身浅表淋巴结未触及异常肿大。双肺叩诊呈清音，呼吸音清，未闻及干湿啰音及胸膜摩擦音。心率 80 次 / 分，心律齐，各瓣膜听诊区未闻及病理性杂音及心包摩擦音，腹部平软，未见明显肠型及蠕动波，无压痛、反跳痛。脊柱区皮肤无红肿及破溃，腰椎生理弯曲变直，椎旁肌肉未见萎缩。第 4、第 5 腰椎棘突压痛，并向左臀部及左大腿后方、右小腿后外侧放射。腰椎主动活动明显受限，腰椎活动度：前屈 20°，后伸 20°，左侧屈 20°，右侧屈 20°，左旋转 20°，右旋转 20°。腰椎前屈及后伸 20° 即出现腰痛及左下肢放射痛，双下肢皮肤感觉无麻木，左髂腰肌及股四头肌肌力 4 级，左足踇趾、其余 4 趾及踝关节背伸肌力 4 级，跖屈肌力 3 级，右足踇趾背伸及跖屈肌力 4 级。双侧足背动脉搏动正常，双足趾末梢血运正常。

辅助检查：腰椎 MR 检查示第 5 腰椎椎体感染性病变，周围软组织肿胀、水肿（图 1-13-1）。布氏杆菌凝集试验检查结果强阳性。WBC 10.75×10^9/L，NE% 52.34%，ESR 47 mm/h，CRP 44.3 mg/L。

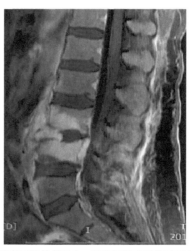

T_2WI 矢状位呈高信号（明显高于椎体信号）；增强扫描病灶明显强化，边界清楚，累及前纵韧带、棘间韧带和棘上韧带。

图 1-13-1　腰椎 MR 检查

【临床诊断】

腰椎疾病、发热待查、腰椎结核？

【病理结果】

大体所见：送检灰黄、灰粉不整形软骨组织及软组织多块，总体积 2 cm × 1 cm × 0.5 cm。

组织学检查：切除组织包括变性的髓核（图 1-13-2A）及纤维结缔组织，纤维组织细胞及小血管增生，间质内见灶状及散在的淋巴细胞、浆细胞等混合炎细胞浸润（图 1-13-2B、图 1-13-2C），部分小

笔记

血管周围可见中性粒细胞浸润（图 1-13-2D）。

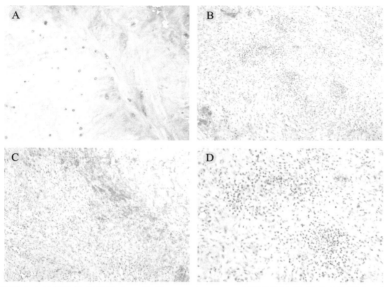

A. 送检标本内的髓核软骨组织（HE 染色 ×100）；B、C. 纤维组织细胞及小血管增生，间质内有灶状及散在的混合炎细胞浸润（HE 染色 ×100）；D. 小血管周围可见中性粒细胞浸润（HE 染色 ×200）。

图 1-13-2　组织学检查

特殊染色结果：Giemsa 染色（＋），髓核软骨间质中可见散在蓝紫色短棒状布氏杆菌，部分菌体有分节（图 1-13-3）。

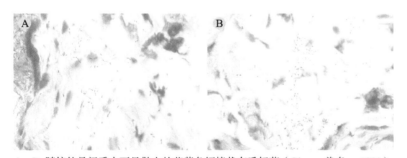

A、B. 髓核软骨间质中可见散在的蓝紫色短棒状布氏杆菌（Giemsa 染色 ×1000）。

图 1-13-3　Giemsa 染色

分子检测结果：布氏杆菌荧光定量 PCR（＋）。

病理诊断：布氏杆菌性脊柱炎。

笔记

病例讨论

　　布氏杆菌（Brucella）又称布鲁氏菌，是一类革兰氏阴性的短小杆菌，牛、羊、猪等动物易感染，可引起母畜传染性流产。由布氏杆菌引起的人兽共患病称为布氏杆菌病。布氏杆菌属有 10 个生物种、19 个生物型，最早由美国医师 David Bruce 分离出而得名。使人致病的有牛布氏杆菌、羊布氏杆菌、猪布氏杆菌和犬布氏杆菌。我国流行占绝对优势的是羊布氏杆菌病，其次为牛布氏杆菌病。牧区人布氏杆菌病的感染率一般高于农区。

　　布氏杆菌为革兰氏阴性短小杆菌或小球杆菌，排列不规则，长 0.6 ～ 1.5 μm，宽 0.4 ～ 0.8 μm。无芽孢，无鞭毛，有微荚膜。传染源主要是患病的动物，人类主要通过接触病畜或接触被污染的畜产品，经皮肤、黏膜、眼结膜、呼吸道、消化道等途径感染。一般不由人传染给人。人感染布氏杆菌，临床表现多样，急性和亚急性者有菌血症，主要表现为体温呈波形或长期低热、盗汗、寒战、关节痛、神经痛、肝脾大等。患者多汗，退热时或夜间可大汗淋漓，为本病的突出症状。关节疼痛常很剧烈，可累及 1 个或多个关节，主要是大关节，可呈游走性，并见关节肿胀，也常伴关节周围炎、腱鞘炎、滑膜炎等。睾丸炎也是本病的特征性表现之一，多为单侧性，肿大且有压痛。孕妇可能流产。慢性者通常无菌血症，但感染可持续多年。在全身各处引起迁徙性病变，伴随发热、头痛、关节痛和全身乏力等症状，伴有肝脾大、胃肠道症状。自然病程为 3 ～ 6 个月。

　　布氏杆菌性脊柱炎是布氏杆菌侵犯脊柱（椎间盘、椎体、肌肉）导致的脊柱感染性疾病，在国内外发生率报道不一，占布氏杆菌病患者的 2% ～ 53%，发热和脊柱局部疼痛是该病的主要临床症状。该

笔记

病若治疗不及时容易转化为慢性，严重影响患者生活质量和劳动能力，而且该病通常容易复发和出现并发症及后遗症。布氏杆菌性脊柱炎多发于中青年，常累及腰椎，其次是胸椎；主要临床表现为发热、乏力、夜间盗汗、厌食、头痛、肝脾大、关节疼痛、腰背痛等全身及局部症状。患者受累节段脊柱活动受限，病变节段棘突、椎旁压痛及叩击痛阳性；神经根或者脊髓受累时，则可能会出现病变相应神经支配区肢体放射性疼痛、肌力减弱、皮肤感觉减退、肌腱反射亢进等神经症状。

病理学检查能够清晰显示由布氏杆菌破坏导致的细微变化，是其临床诊断的金标准。布氏杆菌随血流到达病变组织，病灶局部可见纤维组织和小血管增生，大量急、慢性炎症细胞浸润，包含嗜酸性粒细胞、中性粒细胞、单核细胞和淋巴细胞，或可形成小脓肿。部分病例可见增生性结节、肉芽肿形成及类上皮细胞组成的结节状病灶，不见干酪样坏死，Giemsa 染色通常可发现布氏杆菌。布氏杆菌可导致毒血症或菌血症，同时引起血管病变，主要累及肝、脾、脑、肾等器官的小血管和毛细血管，导致血管内膜炎、血管周围炎、坏死性血管炎、血栓性脉管炎、微小梗死灶等。本例中即可见明显的血管炎及血管周围炎。同时，组织病理检查可根据布氏杆菌对脊柱破坏的严重程度进行分期，从而根据不同时期病理表现为临床治疗提供参考。

刘辉教授病例点评

生活于牧区或有牲畜饲养史和接触史，出现发热、骨关节痛、神经症状、消化道症状、肝脾大及肝功能异常者，要考虑是否有布氏杆菌感染可能。事实上，布氏杆菌可感染任何一个器官，急性期

笔记

81

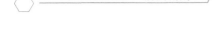
可见血管炎及脓肿形成，常可持续迁延慢性化，出现非坏死性上皮样肉芽肿。PCR 检测布氏杆菌较血培养敏感，是较为方便的手段。

【参考文献】

1. 中国防痨协会骨关节结核专业分会，中国华北骨结核联盟，中国西部骨结核联盟 . 布鲁氏菌性脊柱炎诊断及治疗专家共识 . 中国防痨杂志，2022，44（6）：531-538.

2. 徐传辉，孙爱君，沈连芳，等 . 布氏杆菌性脊柱炎 MRI 征象与病理对照分析 . 中国医学计算机成像杂志，2021，27（5）：431-435.

3. LIU Q，CAO L，ZHU X Q. Major emerging and re-emerging zoonoses in China：a matter of global health and socioeconomic development for 1. 3 billion. Int J Infect Dis，2014，25：65-72.

4. DE FIGUEIREDO P，FICHT T A，RICE-FICHT A，et al. Pathogenesis and immunobiology of Brucellosis：review of Brucella-host interactions. Am J Pathol，2015，185（6）：1505-1517.

5. AHMED W，ZHENG K，LIU Z F. Establishment of chronic infection：Brucella's stealth strategy. Front Cell Infect Microbiol，2016，6：30.

6. ADAMS L G. The pathology of Brucellosis reflects the outcome of the battle between the host genome and the Brucella genome. Vet Microbiol，2002，90（1-4）：553-561.

7. BODUR H，ERBAY A，COLPAN A，et al. Brucellar spondylitis. Rheumatol Int，2004，24（4）：221-226.

8. LI T，YU Q，WANG X Y，et al. A rare case of multi-level Brucella spondylitis combined with incomplete paralysis. Asian J Surg，2022，45（11）：2349-2350.

9. MA H，ZHANG N，LIU J，et al. Pathological features of Brucella spondylitis：a single-center study. Ann Diagn Pathol，2022，58：151910.

10. CASCIO A，IARIA C. Brucellar aortitis and brucellar spondylitis. Lancet Infect Dis，2015，15（2）：145-146.

（孙磊　整理）

笔记

病例 14　老年患者肺炎克雷伯菌感染导致肝脓肿一例

病历摘要

【基本信息】

患者，女，80 岁。

主诉：左上腹痛 4 日，高热 1 日。

现病史：患者入院前 4 日无明显诱因出现左上腹痛，无恶心、呕吐，进食尚可。未予进一步诊治。入院前 1 日自觉腹痛加重，并出现高热，至当地医院就诊，给予抗炎对症治疗，现患者为行进一步诊治，急诊以"肝脓肿、肝功能异常"收入院。患者自发病以来，体重无明显变化。

既往史：左肱骨骨折内固定术后 2 年。

个人史：否认输血及血制品应用史，否认传染病患者密切接触史，预防接种史不详。

体格检查：全身皮肤黏膜颜色正常，无黄染，未见淤点、淤斑及皮下出血，肝掌阴性，蜘蛛痣阴性，全身浅表淋巴结未触及异常肿大。双肺叩诊呈清音，未闻及干湿啰音及胸膜摩擦音。心率 80 次 / 分，心律齐，心率与脉率一致，心音有力，各瓣膜听诊区未闻及病理性杂音及心包摩擦音。腹平坦、软，左上腹压痛阳性，无明显反跳痛，全腹未触及异常包块。肝脾肋缘下未触及，全腹无压痛及反跳痛，全腹叩诊呈鼓音，无移动性浊音，肠鸣音基本正常。

笔记

辅助检查：实验室检查示血 WBC 9.23×10^9/L，NE% 81%，ALT 63.3 U/L，AST 134.1 U/L，TBIL 35 μmol/L，DBIL 21.8 μmol/L。腹部超声提示肝左叶有一 5.4 cm × 4.8 cm 的囊实性混合回声包块，考虑肝脓肿可能。腹部 CT 显示肝左外叶团状混杂密度影，边界不清，最大横截面约为 6.9 cm × 5.3 cm，增强扫描各期病灶呈环形及分隔样强化（图 1-14-1）。

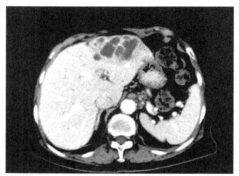

腹部 CT 显示肝左外叶团状混杂密度影，边界不清，可见分隔。

图 1-14-1　腹部 CT 检查

【临床诊断】

肺炎、发热待查。

【病理结果】

大体所见：穿刺组织 1 条，长 1.0 cm，直径 0.1 cm，脓液少许。

组织学检查：穿刺组织为增生的纤维组织，部分间质水肿，有较多增生的纤维组织细胞，大量炎症细胞浸润（图 1-14-2A），炎症细胞有淋巴细胞、浆细胞、嗜酸性粒细胞、中性粒细胞等（图 1-14-2B、图 1-14-2C），并见血管炎（图 1-14-2D），符合化脓性炎症表现。

细胞学检查：脓液涂片可见液化坏死物质及大量中性粒细胞（图 1-14-3A），PAS 染色可见散在蓝紫色点状、棒状短杆菌（图 1-14-3B）。

第一部分 病例荟萃

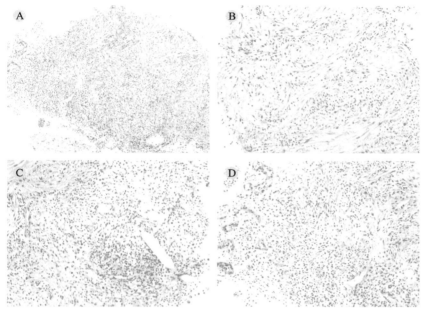

A.纤维结缔组织部分间质水肿，大量炎症细胞浸润（HE染色×100）；B.淋巴细胞、
浆细胞、嗜酸性粒细胞等混合炎细胞浸润（HE染色×200）；C.灶状中性粒细胞浸润
（HE染色×200）；D.可见血管炎（HE染色×200）。

图1-14-2　组织学检查

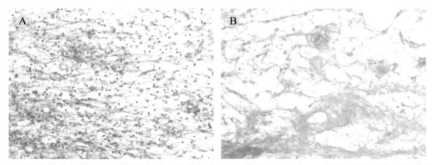

A.脓液涂片中为液化坏死物及大量中性粒细胞（HE染色×200）；B.脓液中可见散在蓝紫色
点状、棒状短杆菌（PAS染色×1000）。

图1-14-3　细胞学检查

特殊染色结果：PAS染色（＋），革兰氏染色（－），抗酸染色（－）。

实验室培养结果：肺炎克雷伯菌培养阳性。

病理诊断：肺炎克雷伯菌肝脓肿。

病例讨论

克雷伯菌属是肠杆菌科中一类有荚膜的革兰氏阴性杆菌，兼性厌氧，共 7 个亚种，最常见的致病菌是肺炎克雷伯菌肺炎亚种（肺炎杆菌，*K.peneumoniae*），其次是肺炎克雷伯菌鼻炎亚种（臭鼻杆菌，*K.ozaenae*）、鼻硬结克雷伯菌硬结亚种（鼻硬结杆菌，*K.rhinoscleromatis*）、肉芽肿克雷伯菌等。其中肺炎克雷伯菌肺炎亚种对人致病性较强，是重要的机会致病菌和医源性感染菌之一。

自 1982 年我国首次报道肺炎克雷伯菌肝脓肿（Klebsiella pneumoniae liver abscess，KPLA）以来，国内外特别是在亚裔人群中，患 KPLA 的病例报道和研究越来越多，中国台湾地区的研究显示，由肺炎克雷伯菌（Klebsiella pneumoniae，Kpn）引起的细菌性肝脓肿高达 80%。相对于其他细菌引起的肝脓肿，KPLA 在临床表现和影像学方面具有一定的特征。近年的研究还发现，导致此类肝脓肿的 Kpn 多数黏液丝试验阳性，具有高黏液表型，属于高毒力株，即高毒力肺炎克雷伯菌（hypervirulent/hypermucoviscous Klebsiella pneumoniae，hvKP），荚膜分型主要为 K1、K2 型，常携带黏液表型调节基因（rmpA）、气杆菌素等毒力基因。

目前，hvKP 已逐渐成为细菌性肝脓肿的主要病原体，包括肝脓肿在内的多发性脓肿亦多见。所谓侵袭综合征（也称肺炎克雷伯菌肝脓肿侵袭性综合征），除肝脓肿外，还包括肺脓肿、眼内炎、中枢神经系统感染（如脑膜炎和脑脓肿）、坏死性筋膜炎、前列腺脓肿、脾脓肿、颈部脓肿、腰肌脓肿等，是 hvKP 血路播散或转移性感染的结果。非 hvKP 性肝脓肿的常见病因是胆道疾病，合并胆道疾病的比例明显升高，脓肿直径更大。报道显示，非 KPLA 同时伴有胆道疾病的比率高达 78.6%，而 KPLA 同时伴有胆道疾病的比率则为 27.1%。

在人体免疫力下降或有胆道疾病时，hvKP 可穿过肠道屏障，或者通过肠系膜静脉播散到肝脏，进入肝脏引起脓肿。肺炎克雷伯菌肝脓肿在糖尿病患者中高发，且糖尿病患者更易发生胸腔积液、腹水、脓毒血症等并发症，也易发生脓肿转移，因此糖尿病成为本病预后不良的危险因素。hvKP 侵袭综合征可引起发热、寒战、乏力、意识改变、腹泻等症状，因肝脓肿形成出现右上腹压痛、腹痛、黄疸、恶心、呕吐、腹直肌紧张。实验室检查无特异性，可见白细胞计数及中性粒细胞比例升高、血小板减少、白蛋白水平降低、肝功能受损等。患者多为中老年人，国内研究中，94.1% 的患者为 41 ～ 80 岁，其中仅 61 ～ 80 岁段患者占比就高达 52.5%，而年龄＜ 40 岁、＞ 80 岁患者较为少见。

hvKP 肝脓肿在 MRI 上多表现为单发、单叶、实性或多房、薄壁、脓肿周围无强化、一过性灌注异常、脓腔积气及分隔环形强化等，强化的环壁完整、光滑、厚度均匀。hvKP 感染所致肝脓肿等临床病理表现均缺乏特征性，一般以化脓性炎症为主要表现，穿刺液或穿刺组织中有大量中性粒细胞浸润及不定形坏死组织，周围可有纤维组织细胞增生形成的纤维囊壁样结构，诊断需以病原微生物培养或宏基因组检测阳性为确诊标准。肺炎克雷伯菌是目前除大肠埃希菌外最重要的机会致病菌，在细菌学上需要区分 hvKP 与其他细菌。

🖊 刘辉教授病例点评

肺炎克雷伯菌是机会致病菌，老年人、婴幼儿、恶性肿瘤患者及其他慢性疾病患者等免疫力低下者是易感人群，除可致肺炎外，累及肝脏者可致肝脓肿，组织学表现为非特异性的化脓性炎症，组织或血培养常可得到阳性结果。

【参考文献】

1. 吴华，李东冬，王京，等 . 肺炎克雷伯菌肝脓肿的临床及微生物特征分析 . 中华医学杂志，2015，95（40）：3259-3263.

2. LEE N K, KIM S, LEE J W, et al. CT differentiation of pyogenic liver abscesses caused by Klebsiella pneumoniae vs non–Klebsiella pneumoniae. Br J Radiol，2011，84（1002）：518–525.

3. ZHAO X L, CHEN Z G, YANG T C, et al. Glutamine promotes antibiotic uptake to kill multidrug-resistant uropathogenic bacteria. Sci Transl Med，2021，13（625）：eabj0716.

4. LU X Y, REN S L, LU J Z, et al. Enhanced 1，3-propanediol production in Klebsiella pneumoniae by a combined strategy of strengthening the TCA cycle and weakening the glucose effect. J Appl Microbiol，2018，124（3）：682-690.

5. WYRES K L, LAM M M C, HOLT K E. Population genomics of Klebsiella pneumoniae. Nat Rev Microbiol，2020，18（6）：344-359.

6. MARTIN R M, BACHMAN M A. Colonization，infection，and the accessory genome of Klebsiella pneumoniae. Front Cell Infect Microbiol，2018，8：4.

7. CHEW K L，LIN R T P，TEO J W P. Klebsiella pneumoniae in Singapore：hypervirulent infections and the carbapenemase threat. Front Cell Infect Microbiol，2017，7：515.

8. ARENA F，HENRICI DE A L，D'Andrea M M，et al. Infections caused by carbapenem-resistant Klebsiella pneumoniae with hypermucoviscous phenotype：a case report and literature review. Virulence，2017，8（8）：1900-1908.

9. ELEMAM A，RAHIMIAN J，MANDELL W. Infection with panresistant Klebsiella pneumoniae：a report of 2 cases and a brief review of the literature. Clin Infect Dis，2009，49（2）：271-274.

10. CUBERO M，GRAU I，TUBAU F，et al. Hypervirulent Klebsiella pneumoniae clones causing bacteraemia in adults in a teaching hospital in Barcelona，Spain（2007-2013）. Clin Microbiol Infect，2016，22（2）：154-160.

（孙磊 整理）

病例 15　艾滋病患者感染鲍曼不动杆菌所致脑脓肿一例

病历摘要

【基本信息】

患者，男，29 岁。

主诉：阵发性头晕 20 天。

现病史：患者 20 天前饮酒后出现头晕，呈阵发性，持续数天自行缓解，无明显头痛、恶心、呕吐，无癫痫发作，无肢体活动障碍，无听力、视力障碍，为进一步诊治入院。

既往史：否认输血及血制品应用史，预防接种史不详。否认食物、药物过敏史，否认手术及外伤史。

个人史：发现 HIV 阳性 1 周。

体格检查：神志清楚，正常面容，查体合作，双侧瞳孔等大等圆，双侧瞳孔对光反射灵敏。四肢、关节未见异常，活动无受限，双下肢无水肿，四肢肌力、肌张力正常，腹壁反射正常引出，双侧肱二和肱三头肌腱反射、膝腱反射、跟腱反射正常引出，双侧 Babinski 征阴性，踝阵挛阴性，扑翼样震颤阴性，Kernig 征阴性，Brudzinski 征阴性。

辅助检查：当地医院头部 CT 提示左基底节区占位性病变，水肿明显。头部 MRI 提示左基底节区占位性病变，伴有环形强化，周围水肿明显。

笔记

【临床诊断】

HIV 感染（艾滋病期）、脑部占位性病变。

【病理结果】

大体所见：灰黄、灰白色软组织 1 堆，总体积 2.0 cm×1.5 cm×1.0 cm。

组织学检查：切除组织中见凝固性坏死（图 1-15-1A），周围组织细胞增生，有大量淋巴细胞、浆细胞、中性粒细胞等混合炎细胞浸润（图 1-15-1B），并见血管炎及淋巴血管套形成（图 1-15-1C），炎症组织内可见残存的胶质细胞（图 1-15-1D）。

免疫组化染色结果：残存的胶质细胞 GFAP 染色阳性。

特殊染色结果：PAS 染色（－），革兰氏染色（－），抗酸染色（－），GMS 染色（－）。

分子检测结果：病原微生物宏基因组检测，鲍曼不动杆菌阳性。

病理诊断：鲍曼不动杆菌脑脓肿。

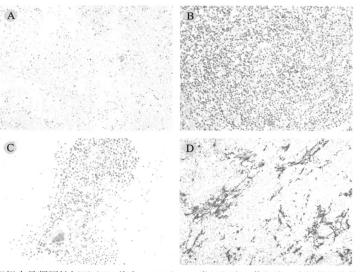

A. 送检组织中见凝固性坏死（HE 染色 ×200）；B. 淋巴细胞、浆细胞、中性粒细胞等混合炎细胞浸润（HE 染色 ×200）；C. 血管炎及淋巴血管套形成（HE 染色 ×200）；D.GFAP 染色可见残存的胶质细胞（IHC 染色 ×100）。

图 1-15-1　组织学检查

病例讨论

不动杆菌属（*Acinetobacter*）是一类专性需氧的革兰氏阴性球杆菌，有 16 个菌种，广泛分布在自然界和健康人体表和体内，属机会致病菌。其中鲍曼不动杆菌（*A.baumanii*）较多见，是导致医院感染的常见菌之一。鲍曼不动杆菌呈球杆状或球形，常成双排列，黏液型菌株有荚膜，不形成芽孢，无鞭毛，专性需氧，营养要求一般。其生命力顽强，可在多种环境下存活。主要通过直接接触和空气等途径传播，易感人群为年老体弱者，早产儿和新生儿，广谱抗生素或免疫功能缺陷者，严重创伤、烧伤、气管切开或插管者，使用静脉导管和腹膜透析者等。鲍曼不动杆菌广泛分布于医院环境，其黏附力极强，容易黏附于各类医用材料上。患者可以自身感染（内源性感染），也可由接触不动杆菌感染者、带菌者（尤其是双手带菌的医务人员）或空气传播（外源性感染）所致。故污染的医疗器械和医护人员的手是重要的传播媒介。

手术切口、烧伤及创伤的伤口，均易继发不动杆菌皮肤感染，或与其他细菌一起造成混合感染。临床特点与其他细菌所致感染并无明显不同。多无发热；偶可表现为蜂窝织炎。不动杆菌感染中最严重的临床类型为菌血症，病死率达 30% 以上。多数继发于其他部位感染或静脉导管术后，少数原发于输液，包括输注抗生素、皮质类固醇、抗肿瘤药物等。有发热、全身中毒症状、皮肤淤点或淤斑及肝脾大等，重者有感染性休克。鲍曼不动杆菌也是神经外科术后最常见的耐药阴性杆菌感染病原菌。鲍曼不动杆菌中枢神经系统感染最重要的高危因素为外伤或手术导致血-脑屏障破坏及术后留置引流管，其他还包括术后大剂量应用糖皮质激素、术后脑脊液漏、使用广谱抗菌药物等。

　　鲍曼不动杆菌引起的病理改变主要是化脓性炎，以组织坏死和大量中性粒细胞渗出、浸润为特点。病变早期，局部血管扩张，血管通透性增加，中性粒细胞渗出，在局部组织聚集。然后局部组织在中性粒细胞释放的某些酶作用下溶解液化形成脓肿。小脓肿内脓性渗出物可以被吸收，病灶消散；较大脓肿则可能被机化、包裹，最后形成瘢痕，使病灶愈合。病理学上，化脓性病变易于识别和诊断，有时在病灶内可见深蓝色菌团。在病理切片和涂片上可做革兰氏染色大致区分革兰氏阳性或阴性球菌或杆菌。进一步的细菌鉴定则需依靠实验室培养或宏基因组检测。

　　鲍曼不动杆菌医院感染大多为外源性医院感染，其传播途径主要为接触传播，耐药鲍曼不动杆菌的产生是抗菌药物选择压力的结果。因此，其医院感染的预防与控制至关重要。需要加强抗菌药物临床管理，延缓和减少耐药鲍曼不动杆菌的产生，严格遵守无菌操作和感染控制规范，阻断鲍曼不动杆菌的传播途径（强化手卫生、实施接触隔离、加强环境清洁与消毒等）。

刘辉教授病例点评

　　鲍曼不动杆菌属条件致病菌，是医源性感染的主要致病菌。老年患者、危重疾病及免疫缺陷患者，以及使用各种侵入性操作和长期使用广谱抗生素治疗的患者是易感人群，常出现菌血症、肺炎、脑膜炎、腹膜炎、心内膜炎、尿路感染及皮肤感染。组织学表现为非特异性化脓性炎，伴脓肿形成。该例患者为免疫缺陷人群，存在内源性感染。宏基因检测是鉴定细菌的有效手段。

【参考文献】

1. 陈佰义，何礼贤，胡必杰，等 . 中国鲍曼不动杆菌感染诊治与防控专家共识 . 中国医药科学，2012，2（8）：3-8.

2. 周华，周建英，俞云松 . 中国鲍曼不动杆菌感染诊治与防控专家共识解读 . 中国循证医学杂志，2016，16（1）：26-29.

3. HARDING C M，HENNON S W，FELDMAN M F. Uncovering the mechanisms of Acinetobacter baumannii virulence. Nat Rev Microbiol，2018，16（2）：91-102.

4. LEE C R，LEE J H，PARK M，et al. Biology of Acinetobacter baumannii：pathogenesis，antibiotic resistance mechanisms，and prospective treatment options. Front Cell Infect Microbiol，2017，7：55.

5. ANTUNES L C，VISCA P，TOWNER K J. Acinetobacter baumannii：evolution of a global pathogen. Pathog Dis，2014，71（3）：292-301.

6. WARETH G，NEUBAUER H，SPRAGUE L D. Acinetobacter baumannii-a neglected pathogen in veterinary and environmental health in Germany. Vet Res Commun，2019，43（1）：1-6.

7. MEA H J，YONG P V C，WONG E H. An overview of Acinetobacter baumannii pathogenesis：motility，adherence and biofilm formation. Microbiol Res，2021，247：126722.

8. CHEN W. Host-pathogen interactions in Acinetobacter baumannii infection：recent advances and future challenges. Future Microbiol，2020，15：841-845.

9. HAN VAN DER K J. Acinetobacter baumannii as an underestimated pathogen in veterinary medicine. Vet Q，2015，35（3）：123-124.

10. MAHAMAD M M H，VELKOV T，CREEK D J，et al. Global metabolic analyses of Acinetobacter baumannii. Methods Mol Biol，2019，1946：321-328.

（孙磊　整理）

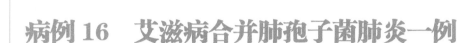
病例 16　艾滋病合并肺孢子菌肺炎一例

病历摘要

【基本信息】

患者，男，33岁。

主诉：活动后气短2周。

现病史：患者2周前无明显诱因出现活动后气短，有咳嗽，多为干咳，无明显咳痰，无发热，无乏力、盗汗，无胸痛，无头痛、头晕，无腹痛等。未予重视。近2周上述症状无缓解，1天前于外院就诊。查胸部CT提示两肺多发病变，考虑过敏性肺炎可能。化验提示 WBC 9.5×10^9/L，NE% 83.6%，CRP 85.2 mg/L，PCT 0.07 ng/mL，未吸氧时血气 pH 7.434，PCO_2 28 mmHg，PO_2 94.5%，HIV 抗体初筛阳性，故来我院门诊，初步诊断肺孢子菌肺炎。患者自发病以来，精神、睡眠尚可，食欲明显下降，小便正常，近1周腹泻，为水样便，近1个月体重减少约5 kg。

既往史：平素健康状况良好，否认高血压、冠心病、糖尿病病史，否认其他传染病病史，否认食物过敏史，25年前因房间隔缺损行手术治疗，否认外伤史。

流行病学史：2年前曾发生同性高危行为，25年前因房间隔缺损行手术治疗时曾输血，未出现输血反应。否认近14天出京史，否认经常外出就餐，否认其他传染病患者密切接触史，预防接种史不详。

个人史：生长于原籍，从事职员职业，无传染病疫区生活史，无冶游史，否认吸烟史，否认饮酒史。

家族史：否认家族中有类似病患者。

辅助检查：HIV 病毒载量 55 354 copies/mL，CRP 57.8 mg/L，真菌 D- 葡聚糖 186.1 pg/mL，T 淋巴细胞 535 个 /μL，$CD8^+$T 淋巴细胞 / 淋巴细胞 61.41%，$CD8^+$T 淋巴细胞 498 个 /μL，$CD4^+$T 淋巴细胞 20 个 /μL，$CD45^+$T 淋巴细胞 811 个 /μL，$CD4^+$T 淋巴细胞 /$CD8^+$T 淋巴细胞 0.04，梅毒血清特异性抗体测定（TPPA）阳性反应，肺炎支原体抗体测定（MP）：阳性反应（1 ∶ 40），RV-IgG 86.36 IU/mL，CMV-IgG 85.61 U/mL；HSV-Ⅰ-IgG 1.05 COI。胸部 CT 显示两肺间质性改变，考虑为肺孢子菌感染可能性大（图 1-16-1）。

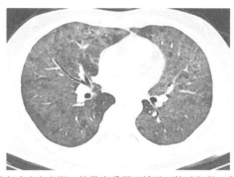

肺窗示双肺弥漫磨玻璃密度影，外带未受累区域呈"柳叶"状；散在囊状透光区。

图 1-16-1 胸部 CT 检查

【临床诊断】

HIV 感染（艾滋病期）、间质性肺炎（肺孢子菌？）。

【病理结果】

大体所见：送检少许泡沫样透明液体。

组织学检查：可见少许支气管上皮细胞、大量吞噬细胞及少许淋巴细胞，并见粉染云絮样物（图 1-16-2A、图 1-16-2B），经六胺银染色显示为黑褐色的孢囊团簇状聚集（图 1-16-2C），也可散在单个分布，囊壁呈黑褐色，内有突显的小核仁（图 1-16-2D）。

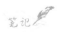

笔记

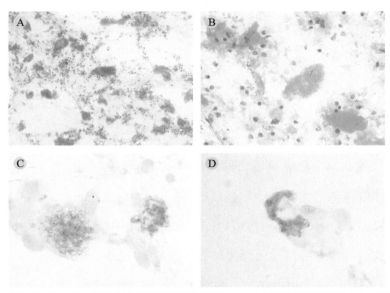

A、B.BALF 涂片示支气管上皮细胞和炎细胞的背景上，大量粉染云絮样团块（A：HE 染色 ×100；B：HE 染色 ×400）；C.GMS 染色可以显示出耶氏肺孢子菌呈团簇状（蜂窝样）分布（×1000）；D.GMS 染色可以显示出耶氏肺孢子菌呈葡萄串珠样分布，孢囊类圆形，囊内空亮，仅见突显的厚壁和突出的黑色核仁（×1000）。

图 1-16-2　组织学检查

特殊染色结果：六胺银染色（＋），抗酸染色（－），PAS 染色（－）。

分子检测结果：肺孢子菌荧光定量 PCR（＋）。

病理诊断：符合肺孢子菌感染。

病例讨论

　　肺孢子菌肺炎（Pneumocystis pneumonia，PCP）的最早记录见于 20 世纪初，但却是在第二次世界大战结束后，首次在营养不良且患有严重肺炎的婴儿中鉴定的。肺孢子菌最初被归类为原生动物亚种，1988 年通过 RNA 测序确定肺孢子菌归属子囊真菌。自此以后，已经完全鉴定了 5 种不同的物种，包括大鼠中的卡氏肺孢子菌（Pneumocystis carinii）和韦氏肺孢子菌（Pneumocystis wakefieldiae），小鼠中的鼠肺孢子菌（Pneumocystis murina），兔子中的米氏肺孢子菌（Pneumocystis oryctolagi），以及人类中的耶氏肺孢子菌（Pneumocystis jirovecii，PJ）（之前常被称作卡氏肺孢子菌/卡氏肺囊虫）。PJ是PCP的病原体，主要发生在HIV患者、器官移植者、接受免疫抑制治疗的肿瘤患者和婴幼儿等免疫功能低下的个体中，是危及生命的机会性肺炎。在美国，每年有大约10 000例PCP住院患者，而在全球范围内每年超过400 000例。笔者医院的一组统计数据显示，2008—2020年的1768例HIV住院患者中，PCP患者占比达13%（266例），仅次于排在首位的CMV患者（20.9%，370例）。PCP是HIV感染者最常见的机会性感染疾病。随着抗反转录病毒治疗变得更加有效和广泛，PCP的发病率大幅下降，但仍然是导致HIV感染者发病和死亡的显著因素。

PJ常寄生于人类肺泡。由于艾滋病患者的免疫功能下降，CD4$^+$T细胞减少，防御功能降低，清除肺泡中PJ的能力下降，使其在肺泡中繁殖，进而引发感染。疾病初期隐匿进展，临床表现和影像学特征并不显著，诊断尤为困难。随着PJ不断大量繁殖，病情加重，可以表现出间质性肺炎的特点，痰液和支气管肺泡灌洗液（bronchoalveolar lavage fluid，BALF）呈泡沫样外观。由于PJ不能在体外培养，其实验室诊断主要依赖于支气管活检的组织学或痰液和BALF的细胞学查找病原体。BALF肉眼呈典型的嗜酸性浆液性渗出和泡沫样改变，细胞学涂片镜下特点为支气管上皮细胞和炎细胞的背景上出现粉染云絮样团块，经GMS染色可以显示出PJ病原体呈棕黑色，大部分呈团簇状（葡萄串珠样/蜂窝样）分布，也可以散在分布，孢囊类圆形，囊内空亮，仅见突显的厚壁和突出的黑色核仁。使用PJ特异性抗体对细胞蜡块进行免疫细胞化学染色也可以检

笔记

出 PJ，但目前市场上的抗体均效果不佳，阳性率不高，未能在临床广泛使用。随着 PJ 基因组研究的进展，肺孢子菌的分子检测成为必要的诊断方法，高度特异和敏感的 PCR 技术能够实现精确的早期诊断，尤其对于 PJ 菌量较低、组织学易漏检的情况下，是很好的补充和诊断保障，对于痰液、气管抽吸物、BALF 和胃抽吸物这些体液样本，均可通过 PCR 检出 PJ，但公认的最佳样本仍是 BALF。

组织学鉴别诊断方面，PJ 主要需要与其他几种发生于 HIV 病毒感染者的肺炎相鉴别，包括隐球菌、马尔尼菲篮状菌和组织胞浆菌。隐球菌孢子呈圆形、新月形，半透明有荚膜，易聚集成堆；马尔尼菲篮状菌和组织胞浆菌同属二相性真菌，具有独特的腊肠状形态和出芽的特点；而且，这 3 种真菌均可以被 PAS 和 GMS 染色，而 PJ 只有 GMS 染色阳性，PAS 染色不着色，也可借此进行鉴别。

📋 刘辉教授病例点评

肺孢子菌肺炎通常仅见于免疫缺陷人群，如 HIV 感染、恶性肿瘤、器官移植、长期使用免疫抑制剂治疗的患者及其他免疫功能低下者，属机会性感染。六胺银染色可显示棕黑色圆形孢囊及核仁，而 PAS 染色为阴性，除特殊染色外，荧光定量 PCR 检测病原体是确诊的重要依据。

【参考文献】

1. GINGERICH A D, NORRIS K A, MOUSA J J. Pneumocystis pneumonia: immunity, vaccines, and treatments. Pathogens, 2021, 10（2）: 236.

2. ZAKRZEWSKA M, ROSZKOWSKA R, ZAKRZEWSKI M, et al. Pneumocystis

pneumonia：still a serious disease in children. J Mother Child，2021，23（3）：159-162.

3. CHEN X M，SUN L，YANG K，et al. Cytopathological analysis of bronchoalveolar lavage fluid in patients with and without HIV infection. BMC Pulm Med，2022，22（1）：55.

4. SENÉCAL J，SMYTH E，DEL CORPO O，et al. Non-invasive diagnosis of pneumocystis jirovecii pneumonia：a systematic review and meta-analysis. Clin Microbiol Infect，2022，28（1）：23-30.

5. LU X，ZHANG J，MA W，et al. Pneumocystis jirovecii pneumonia diagnosis via metagenomic next-generation sequencing. Front Med（Lausanne），2022，9：812005.

6. LÉCUYER R，ISSA N，TESSOULIN B，et al. Epidemiology and clinical impact of respiratory coinfections at diagnosis of pneumocystis jirovecii pneumonia. J Infect Dis，2022，225（5）：868-880.

7. MORENO A，EPSTEIN D，BUDVYTIENE I，et al. Accuracy of pneumocystis jirovecii plasma cell-free DNA PCR for noninvasive diagnosis of pneumocystis pneumonia. J Clin Microbiol，2022，60（5）：e0010122.

8. WEYANT R B，KABBANI D，DOUCETTE K，et al. Pneumocystis jirovecii：a review with a focus on prevention and treatment. Expert Opin Pharmacother，2021，22（12）：1579-1592.

9. CLASSEN A Y，HENZE L，VON LILIENFELD-TOAL M，et al. Primary prophylaxis of bacterial infections and pneumocystis jirovecii pneumonia in patients with hematologic malignancies and solid tumors：2020 updated guidelines of the Infectious Diseases Working Party of the German Society of Hematology and Medical Oncology（AGIHO/DGHO）. Ann Hematol，2021，100（6）：1603-1620.

10. MCDONALD E G，BUTLER-LAPORTE G，DEL CORPO O，et al. On the treatment of pneumocystis jirovecii pneumonia：current practice based on outdated evidence. Open Forum Infect Dis，2021，8（12）：ofab545.

（周新刚　整理）

病例 17　艾滋病患者皮肤马尔尼菲篮状菌感染一例

病历摘要

【基本信息】

患者，男，26 岁。

主诉：乏力、纳差 2 个月，周身出现皮疹 1 月余。

现病史：患者 2 个月前开始出现纳差、周身乏力。1 个月前患者出现颜面部皮疹，初始为数个疣状皮疹，中央有脐样凹陷，抓破后结痂，之后逐渐增多，在颜面部弥漫分布（图 1-17-1），且向躯干及四肢扩散。

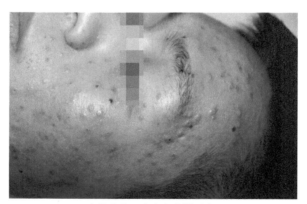

疣状皮疹，中央有脐样凹陷。

图 1-17-1　疣状皮疹

既往史：平素健康状况良好，否认高血压、冠心病、糖尿病病史，否认其他传染病病史，青霉素和头孢类药物过敏，否认食物过敏史，否认手术及外伤史。

个人史：有同性性行为史，于山东上学，否认发热患者接触史，否认禽类接触史，否认疫区居住史，否认疫水接触史，否认毒物和放射性物质接触史，预防接种史不详。

辅助检查：HIV-RNA 151 494 copies/mL。T 淋巴细胞 530 个 /μL。CD8$^+$T 淋巴细胞 / 淋巴细胞 60.44%。CD4$^+$T 淋巴细胞 / 淋巴细胞 1.52%。CD4$^+$T 淋巴细胞 13 个 /μL。

【临床诊断】

皮疹，性质待查。

【病理结果】

大体所见：灰白色粟粒大软组织 1 块。

组织学检查：表皮增生伴角化亢进，真皮层较多组织细胞浸润（图 1-17-2A、图 1-17-2B），真皮组织细胞内、外均可见类圆形马尔尼菲篮状菌（图 1-17-2C、图 1-17-2D）。PAS 染色呈紫红色（图 1-17-3A），经 GMS 染色呈棕褐色（图 1-17-3B）。

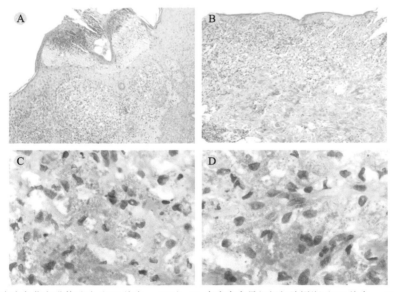

A. 表皮角化亢进伴破溃（HE 染色 ×100）；B. 真皮内大量组织细胞浸润（HE 染色 ×100）；
C、D. 真皮组织细胞内、外可见类圆形菌体（HE 染色 ×1000）。

图 1-17-2　组织学检查

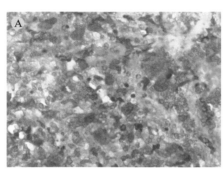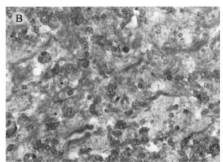

A. PAS 染色菌体呈紫红色（PAS 染色 ×1000）；B. GMS 染色菌体呈棕褐色
（GMS 染色 ×1000）。

图 1-17-3　PAS 及 GMS 染色

病理诊断：皮肤马尔尼菲篮状菌感染。

病例讨论

马尔尼菲篮状菌于 1956 年在越南中华竹鼠的肝脏中被首次发现，是一种重要的机会致病菌，也是唯一依赖温度的双相型真菌（在 37 ℃培养呈酵母型生长，而在 25 ℃呈霉菌性生长）。免疫力低下患者，如艾滋病、移植抗免疫治疗、长期服用糖皮质激素患者及肿瘤患者化疗后易感染致病，常由肺入侵而经血液播散，可累及多个器官，常见于肺、肝、皮肤。

马尔尼菲篮状菌主要侵犯血管、单核 - 吞噬细胞系统及其他网状内皮系统，首先由上呼吸道侵入肺部引起肺部感染，根据患者免疫状况可表现为局限性感染和播散性感染。局限性感染：肺部——呼吸道症状；皮肤——皮下结节；淋巴结——淋巴结肿大。播散性感染：全身症状，如发热、体重减轻、肝脾大、贫血等，并可出现肺部、消化道、骨骼等多个系统损害。

皮肤表现：皮损常见于头面部、四肢和躯干上部。坏死性丘疹是其特征性表现，部分患者可表现为丘疱疹、脓疱，皮损中央常出现脐样凹陷，类似于传染性软疣皮损。

病理变化：根据宿主的免疫状况，分为3种类型，分别是结核样肉芽肿反应、化脓性反应（多见于免疫力正常患者）、无力性或坏死性反应（HIV免疫缺陷的免疫低下患者）。免疫功能接近正常时，机体对入侵的马尔尼菲青霉菌出现良好的免疫反应，表现为淋巴细胞、组织细胞及多核巨细胞聚集，对孢子进行吞噬。肉芽肿性病变中见多数巨噬细胞或组织细胞吞噬圆形或椭圆形酵母样孢子，中央有分隔，周围绕以淋巴细胞和浆细胞，随着肉芽肿范围扩大，中央可见坏死，演变成化脓性病变。患者免疫功能低下时，机体免疫细胞无法大量聚集形成肉芽肿抵抗马尔尼菲青霉菌孢子的侵袭，孢子大量繁殖，孢子在HE染色下均易见。表皮、真皮结缔组织坏死明显，真皮乳头及间质水肿，组织病理学表现为坏死性病变，临床上皮损表现为水肿性丘疹中央出现坏死性黑痂或出血，呈脐样凹陷状。

镜下特征：肉芽肿性病变（结节、脓肿或溃疡边缘取材的标本）示表皮轻度或中度增生，棘层肥厚，真皮浅深层淋巴细胞、组织细胞呈结节状浸润，多核巨噬细胞易见，可见中性粒细胞聚集形成脓肿。坏死性病变（脐窝状丘疹处取材）示表皮局部坏死，真皮乳头和真皮浅层水肿，真皮浅中层有数量不等的淋巴细胞、中性粒细胞和组织细胞浸润，可见灶状坏死和血管壁纤维素样变性，红细胞外溢。HE染色可见组织细胞内外大量圆形或腊肠形孢子，孢子横隔分裂。PAS染色、六胺银染色均清晰显示组织细胞内外有大量增生的酵母样细胞，互相黏着成团或散在分布，菌体分别呈红色和深褐色，菌体轮廓比HE染色更清晰，腊肠样菌体可见明显横隔，横径与长径之比为1∶（2～4）。

笔记

鉴别诊断：主要与以下疾病进行鉴别。①皮肤隐球菌病：常为播散性隐球菌病的一部分，但最常累及头颈部皮肤，皮肤损害呈多形性，如结节、斑块、小脓疱、脓肿、丘疹、溃疡、疱疹样或丘疹性水疱、赘生斑、脓皮病坏疽和蜂窝织炎。组织学：隐球菌在 HE 切片中呈淡蓝色或淡红色，圆形、卵圆形、新月形或杯状，菌体周围有一透明晕。②组织胞浆菌：荚膜组织胞浆菌主要感染肺等内脏，很少引起皮肤疾病；杜波组织胞浆菌主要引起皮肤皮下组织胞浆菌病。皮肤组织胞浆菌病呈硬斑型、结节型和皮下结节性红斑样改变。组织学：呈肉芽肿性病变伴中心部坏死或化脓。坏死物内和巨噬细胞内见酵母细胞，呈嗜碱性点状，周围绕以人工形成的晕（假荚膜）。荚膜型大小为 2 ~ 4 μm，中心透明胞质，环绕着厚荚膜；杜波型细胞体积较大，有厚壁而无荚膜。用六胺银染色、PAS 染色，可清楚显示组织胞浆菌。

治疗：抗真菌药治疗有效，对两性霉素 B、氟康唑、伊曲康唑敏感。

刘辉教授病例点评

马尔尼菲篮状菌是条件致病性真菌，主要感染免疫缺陷患者，是艾滋病患者常见的机会致病菌。该菌主要侵犯单核 – 巨噬细胞系统，形成肉芽肿。由于艾滋病患者免疫力较低，多表现为坏死及弥漫增生的组织细胞及巨噬细胞，六胺银和 PAS 染色可较清晰地显示菌体，多呈小圆形或卵圆形，部分呈两端钝圆、粗细均匀的腊肠状，时见横隔。可通过真菌培养、PCR 及宏基因检测方法进行鉴定。

笔记

【参考文献】

1. LI Y，LIN Z，SHI X，et al. Retrospective analysis of 15 cases of penicillium marneffei infection in HIV-positive and HIV-negative patients. Microbial Pathogenesis，2017，105：321-325.

2. OTHMAN J，BROWN C M. Talaromyces marneffei and dysplastic neutrophils on blood smear in newly diagnosed HIV. Blood，2018，131（2）：269.

3. WANG Y E，CHENG J M，DING H B，et al. Study on the clinical features and prognosis of penicilliosis marneffei without human immunodeficiency virus infection. Mycopathologia，2018，183（3）：551-558.

4. YING R S，LE T，CAI W P，et al. Clinical epidemiology and outcome of HIV-associated talaromycosis in Guangdong，China，during 2011-2017. HIV Medicine，2020，21（11）：729-738.

5. DU Q，TONG C K. Talaromyces（penicillium）marneffei infection. IDCases，2018，13：e00428.

6. MIAO X，YE H，YANG S，et al. Concurrence of talaromycosis and Kaposi sarcoma in an HIV-infected patient：a case report. Current HIV Research，2021，19（2）：195-198.

7. WEI H Y，LIANG W J，LI B，et al. Clinical characteristics and risk factors of talaromyces marneffei infection in human immunodeficiency virus-negative patients：a retrospective observational study. World Journal of Emergency Medicine，2021，12（4）：281-286.

8. LAI S K，RAUF N A，PREET K R，et al. Tzanck cytology smear in diagnosis of cutaneous talaromycosis（penicilliosis）. Indian Journal of Dermatology，Venereology and Leprology，2023，89（2）：233-236.

9. LI Q，WANG C，ZENG K，et al. AIDS-associated disseminated talaromycosis（penicilliosis）marneffei. Journal Der Deutschen Dermatologischen Gesellschaft，2018，16（10）：1256-1259.

10. XIAN J，HUANG X，LI Q，et al. Dermatoscopy for the rapid diagnosis of talaromyces marneffei infection：a case report. BMC Infectious Diseases，2019，19（1）：707.

（杨坤 整理）

笔记

病例 18　老年男性颅内曲霉菌感染一例

病历摘要

【基本信息】

患者，男，77 岁。

主诉：间歇视物重影 1 年，口角流涎半月。

现病史：患者 1 年前无明显诱因出现视物重影，持续时间短暂，后自行恢复，未予以诊治。半月前患者自觉左侧口角流涎，后到当地医院行头 MR 提示鞍区点位病变，考虑 Rathke's 囊肿，后为进一步治疗来我院就诊，门诊以"鞍区占位"收入院。病程中无意识障碍、无肢体活动感觉障碍。饮食、睡眠正常。

既往史：否认高血压、冠心病、糖尿病病史，否认其他传染病病史，否认食物、药物过敏史，否认手术及外伤史。

个人史：偶尔吸烟，量少；饮酒史 50 年，100 ～ 150 g/d。

家族史：否认家族中有类似病患者，否认遗传病病史、传染病病史及肿瘤、冠心病、高血压、糖尿病病史。

辅助检查：影像学检查见图 1-18-1。

笔记

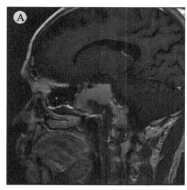
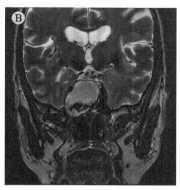

A、B.鞍区-蝶窦内囊性灶 T_1WI、T_2WI 高信号，病变内可见不规则 T_1WI 稍高 T_2WI 低信号灶，增强扫描病变强化不明显；临近骨质吸收，病变累及蝶窦、蝶鞍，垂体及垂体柄受推挤。

图 1-18-1 影像学检查

【临床诊断】

脑鞍区占位、垂体瘤？

【病理结果】

大体所见：灰红色碎组织 1 堆，大小 3 cm×3 cm×0.5 cm，部分区域呈囊性。

组织学检查：单层柱状上皮构成囊壁（图 1-18-2A），间质内可见大量组织细胞及急慢性炎性细胞浸润（图 1-18-2B），间质内可见曲霉菌菌团（图 1-18-2C、图 1-18-2D）。菌体经 PAS 染色呈紫红色（图 1-18-3A），经 GMS 染色呈棕褐色（图 1-18-3B）。

病理诊断：Rathke's 囊肿伴曲霉菌感染。

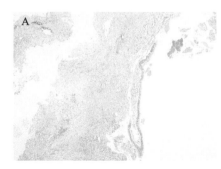
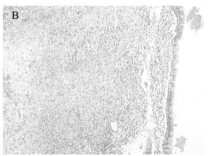

笔记

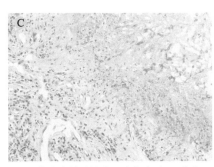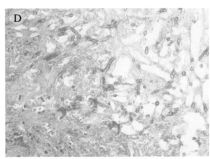

A. 囊肿由单层柱状上皮构成（HE 染色 ×40）；B. 间质内急慢性炎性细胞浸润（HE 染色 ×100）；C、D. 间质内可见曲霉菌菌团（HE 染色 ×200、HE 染色 ×400）。

图 1-18-2　组织学检查

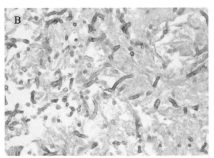

A.PAS 染色菌体呈紫红色（PAS 染色 ×400）；B.GMS 染色菌体呈棕褐色（GMS 染色 ×400）。

图 1-18-3　PAS 及 GMS 染色

病例讨论

　　1965 年有学者将曲霉分为 18 个群，132 个种，此后陆续发现和描述一些新种，其中至少有 20 种具有致病性，常见 8 种。曲霉结构包括分生孢子头和足细胞，后者为转化的厚壁、膨化菌丝细胞。曲霉是自然界分布最广泛的真菌之一，所产生的分生孢子随气流播散，进入人体呼吸道后可以暂时黏附和寄居，如果吸入量大或人体免疫功能损害则萌发菌丝，引发疾病。

　　曲霉菌经 HE 染色表现为粉红色丝状物，粗细一致，常见分枝，约 45°，并可见菌丝中有横隔，使菌丝呈竹节状，菌丝的分枝有一定方向性，通常朝一个方向反复分枝，使菌丝呈平行状或放射状，在菌丝稀疏的区域比较明显，而在菌丝密集的团块中，则见菌丝互相缠绕，看不出分枝方向和横隔，有些菌丝横断面呈孢子样。在通气较好的区域，曲霉菌可形成分生孢子，由分生孢子柄及孢子头构成，类似洒水壶或蒲公英样结构，头部为分生孢子囊，内含大量子孢子，是曲霉菌的特征性结构，有诊断意义，但不常见。为了更准确地认识和辨别真菌，通常采用 PAS 和 GMS 染色，尤其是对于已经退变或坏死的形态模糊的真菌，更有意义。在 PAS 染色下菌丝和孢子呈红色，而在 GMS 染色下呈黑色，色彩鲜明，在真菌数量很少不易察觉时，也能显示出来。特殊染色还有助于鉴别菌丝和纤维素、胶原纤维等，后两者银染色不显色。

真菌分为单细胞性（酵母菌和类酵母菌），多细胞性（霉菌），曲霉菌为多细胞性，菌丝有分枝和横隔，并有孢子形成，形态上需与毛霉菌、放线菌、假丝酵母菌等鉴别。①毛霉菌：真菌丝，菌丝较粗大、粗细不一致，直角分枝，菌丝无分隔，孢子罕见；②假丝酵母菌：假菌丝，菌丝较细、呈串珠状，无分枝，菌丝似有隔，可见不规则芽生孢子；③放线菌：常扭结成团，形成硫黄样颗粒，周边见放射状排列的菊花状菌丝，末端稍膨大，无分枝，菌丝无分隔，无芽孢。

刘辉教授病例点评

该例患者在 Rathke's 囊肿切除标本中发现曲霉菌，它是一种条件致病真菌，当患者免疫力低下时可通过呼吸道、皮肤黏膜等途径被感染，并可累及多个系统。HE 染色切片下即可见菌丝，经 PAS 及六胺银染色可被证实。

笔记

【参考文献】

1. KIMURA M. [Histopathological diagnosis of fungal sinusitis and variety of its etiologic fungus]. Medical Mycology Journal，2017，58（4）：J127-J132.

2. AGARWAL R，BANSAL S，CHAKRABARTI A. Are allergic fungal rhinosinusitis and allergic bronchopulmonary aspergillosis lifelong conditions? Medical Mycology，2017，55（1）：87-95.

3. LASS-FLÖRL C. How to make a fast diagnosis in invasive aspergillosis. Medical Mycology，2019，57（Supplement_2）：S155-S160.

4. CADENA J，THOMPSON G D 3rd，PATTERSON T F. Aspergillosis：epidemiology，diagnosis，and treatment. Infectious Disease Clinics of North America，2021，35（2）：415-434.

5. KANJ A，ABDALLAH N，SOUBANI A O. The spectrum of pulmonary aspergillosis. Respiratory Medicine，2018，141：121-131.

6. THOMPSON G D 3rd，YOUNG J H. Aspergillus infections. The New England Journal of Medicine，2021，385（16）：1496-1509.

7. MOLDOVEANU B，GEARHART A M，JALIL B A，et al. Pulmonary aspergillosis：spectrum of disease. The American Journal of the Medical Sciences，2021，361（4）：411-419.

8. DOUGLAS A P，SMIBERT O C，BAJEL A，et al. Consensus guidelines for the diagnosis and management of invasive aspergillosis. Internal Medicine Journal，2021，51 Suppl 7：143-176.

9. MCCARTHY M W，AGUILAR-ZAPATA D，PETRAITIS V，et al. Diagnosis，classification，and therapeutic interventions for sinopulmonary aspergillosis. Expert Review of Respiratory Medicine，2017，11（3）：229-238.

10. JAGGI T K，TER S K，MAC A M，et al. Aspergillus-associated endophenotypes in bronchiectasis. Seminars in Respiratory and Critical Care Medicine，2021，42（4）：556-566.

（杨坤　整理）

病例 19 艾滋病患者皮肤新型隐球菌感染一例

病历摘要

【基本信息】

患者，男，47 岁。

主诉：间断发热 3 月余，周身出现皮疹 2 天。

现病史：患者 3 月余前无明显诱因出现发热，最高体温约 38.5 ℃，伴乏力、纳差。2 天前颜面及躯干可见散在类似软疣样皮疹（图 1-19-1）。

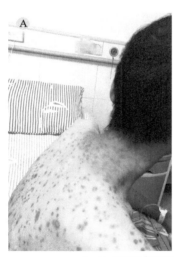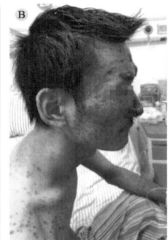

A、B.颜面及躯干可见散在软疣样皮疹。

图 1-19-1 软疣样皮疹

（图片由北京地坛医院感染科梁洪远主任医师提供）

既往史：患者 HIV 抗体阳性，发现隐性梅毒 6 年余。否认高血压、冠心病、糖尿病病史。

笔记

个人史：否认同性性行为史，否认不洁性行为史，否认输血、献血及静脉药瘾史。

辅助检查：HIV-RNA 45 972 copies/mL。CD4$^+$T 淋巴细胞 12 个 /μL。血新型隐球菌抗原阳性。脑脊液墨汁染色阳性，找到新型隐球菌。脑脊液宏基因组测序结果示新型隐球菌感染。

【临床诊断】

HIV 感染（艾滋病期）、皮疹性质待查（隐球菌？）。

【病理结果】

大体所见：灰白色粟粒大软组织 1 块。

组织学检查：表皮增生伴角化亢进，真皮层组织细胞增生（图 1-19-2A），细胞胞质空亮，其内可见类圆形、双层厚荚膜新型隐球菌（图 1-19-2B、图 1-19-2C）。免疫组化 CD163 染色显示胞质空亮的组织细胞（图 1-19-2D）。菌体经 PAS 染色呈紫红色（图 1-19-3A），经 GMS 染色呈棕褐色（图 1-19-3B）。

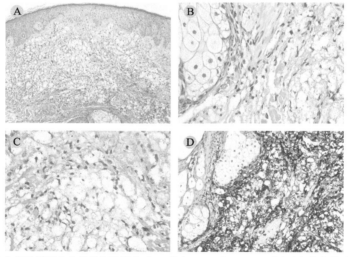

A. 表皮角化亢进伴真皮内组织细胞增生（HE 染色 ×100）；B、C. 真皮内组织细胞胞质空亮，其内可见新型隐球菌（HE 染色 ×400）；D. 免疫组化 CD163 显示组织细胞（HE 染色 ×400）。

图 1-19-2 组织学检查

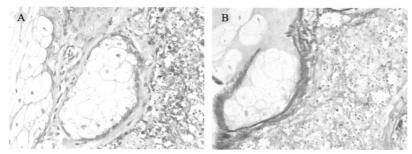

A.PAS 染色菌体呈紫红色（PAS 染色 ×400）；B.GMS 染色菌体呈棕褐色（GMS 染色 ×400）。

图 1-19-3　PAS 及 GMS 染色

病理诊断：皮肤新型隐球菌感染。

病例讨论

　　隐球菌属是一种腐生性真菌，广泛存在于自然界，迄今为止已鉴定出 17 个种和 18 个变种，其中对人类致病的主要有两种，即新型隐球菌和格特隐球菌（以往被称为新型隐球菌新生变种和新型隐球菌格特变种）。

　　新型隐球菌广泛分布于世界各地，其中非洲地区负担最大。隐球菌感染途径主要有 4 种：①吸入空气中气溶胶化的隐球菌孢子，孢子入肺后可随血液到达全身，此为最主要途径；②皮肤开放性创面接触；③误食带菌食物，由胃肠道播散引起感染；④器官移植。人类对隐球菌普遍易感，不同类型隐球菌针对的易感人群有所差异。新型隐球菌主要感染免疫缺陷人群，如 HIV 感染者（特别是 $CD4^+T$细胞＜ 100 个 /μL 的人群）或长期服用免疫抑制剂者等。隐球菌感染的症状和体征往往是非特异性的，人体多部位都可发生隐球菌感染，包括中枢神经系统、皮肤和软组织、淋巴结、肝脏、肾脏、骨和关节等。研究显示，中枢神经系统是隐球菌感染最常见的部位，其次

笔记

113

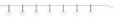

是肺和皮肤，淋巴结、肝脏、脾脏及骨髓少见。皮肤隐球菌病可分
为原发性皮肤隐球菌病和继发性皮肤隐球菌病，两者的主要区别在
于首发部位是皮肤还是除皮肤外的其他器官。皮肤隐球菌病在临床
上的表现多种多样，可能表现为溃疡、大片红斑、痤疮、紫红色结
节，伴或不伴病变周边水肿及疼痛。通常为单个病变，直径由几毫
米到几厘米不等，部分病例也表现为多个病变融合成大片，四肢比
躯干更常见。继发性皮肤隐球菌病的出现通常预示着播散型隐球菌
病的发生。艾滋病患者通常很少发生原发性皮肤隐球菌病，多为播
散型隐球菌病的皮肤病变。

　　隐球菌主要的毒力因子是荚膜多糖，因此检测血清中的荚膜多糖
抗原是目前较常用的免疫学方法。2018 年 WHO 指南推荐对 CD4$^+$T
淋巴细胞计数＜ 200 个 /μL 的 HIV 感染者进行常规隐球菌荚膜多糖抗
原筛查。对阳性患者结合进一步的检测方法可诊断隐球菌病。

　　新型隐球菌在光镜下具有独特的形态，该病原体为圆形或椭圆
形，细胞壁呈双层，直径 5 ～ 12 μm，通过出芽进行增殖。HE 染色、
PAS 及六胺银染色均可显示出新型隐球菌孢子。在有免疫能力的宿
主中，除了中枢神经系统，隐球菌在其他器官中可产生增生性炎症
反应，形成致密的上皮样肉芽肿，肉芽肿周边常见大量巨细胞和淋
巴细胞。肉芽肿内一般不见化脓或干酪样坏死。当发展成慢性感染
时，肉芽肿可发生纤维化，但一般不发生钙化。在免疫缺陷患者中，
隐球菌感染的特征通常是有包膜的胶冻样假囊肿，其周围有少量巨
噬细胞和淋巴细胞。隐球菌在形态上需要与马尔尼菲篮状菌、肺孢
子菌及组织胞浆菌等进行鉴别。马尔尼菲篮状菌是一种二相性真菌，
较隐球菌小，该菌不是真正的酵母菌，而是分生孢子，多呈圆形和
椭圆形，或呈两端钝圆、粗细均匀的腊肠状，有时可见横隔，PAS

及六胺银染色阳性。肺孢子菌呈圆形或新月形，六胺银染色中呈棕黑色囊性，囊内中间可见小圆细胞核。组织胞浆菌常在巨噬细胞内生长，较隐球菌小，HE 染色呈圆形或卵圆形小体，周围有一层荚膜样的透亮晕，PAS 及六胺银染色阳性。鉴别困难时，可进行宏基因组二代测序辅助诊断。

刘辉教授病例点评

新型隐球菌属条件致病菌，可通过呼吸道、破损皮肤或肠道侵入，造成全身播散，主要易感者为免疫功能低下人群。组织学表现为渗出性、坏死性或肉芽肿性病变。HE 染色即可见类圆形菌体，PAS 及六胺银染色显示厚壁荚膜。需要与马尔尼菲篮状菌、肺孢子菌及组织胞浆菌进行鉴别，真菌培养、PCR 或高通量测序技术可有助于进一步诊断。

【参考文献】

1. 杨坤，孙磊，陈佳敏，等 . AIDS 合并隐球菌病的临床病理学分析 . 中国艾滋病性病，2022，28（7）：827-830.

2. QU F, QU Z, LV Y, et al. Disseminated cryptococcosis revealed by transverse myelitis in immunocompetent patient：a case report and review of the literature. BMC Neurol，2020，20（1）：13.

3. ZAVALA S, BADDLEY J W. Cryptococcosis. Semin Respir Crit Care Med，2020，41（1）：69-79.

4. "十三五"国家科技重大专项艾滋病机会性感染课题组 . 艾滋病合并隐球菌病临床诊疗的专家共识 . 西南大学学报（自然科学版），2020，42（7）：1-19.

5. LIMPER A H, ADENIS A, LE T, et al. Fungal infections in HIV/AIDS. Lancet Infect Dis，2017，17（11）：e334-e343.

笔记

6. SETIANINGRUM F，RAUTEMAA-RICHARDSON R，DENNING D W. Pulmonary cryptococcosis：a review of pathobiology and clinical aspects. Med Mycol，2019，57（2）：133-150.

7. LI Y，HUANG X，CHEN H，et al. The prevalence of cryptococcal antigen（CrAg） and benefits of pre-emptive antifungal treatment among HIV-infected persons with CD4[+] T-cell counts ＜ 200 cells/μL：evidence based on a meta-analysis. BMC Infect Dis，2020，20（1）：410.

8. ZHAO Y，LIN X. Cryptococcus neoformans：sex，morphogenesis，and virulence. Infection，Genetics and Evolution：Journal of Molecular Epidemiology and Evolutionary Genetics in Infectious Diseases，2021，89：104731.

9. GUSHIKEN A C，SAHARIA K K，BADDLEY J W. Cryptococcosis. Infectious Disease Clinics of North America，2021，35（2）：493-514.

10. WOO Y H，MARTINEZ L R. Cryptococcus neoformans-astrocyte interactions：effect on fungal blood brain barrier disruption，brain invasion，and meningitis progression. Critical Reviews in Microbiology，2021，47（2）：206-223.

（杨坤　整理）

病例 20　艾滋病伴发结肠阿米巴感染一例

病历摘要

【基本信息】

患者，男，27 岁。

主诉：发现 HIV 抗体阳性 4 年，便血 2 个月。

现病史：患者 4 年前因耳后淋巴结肿大自行体检发现 HIV 抗体阳性，2017—2018 年间断查 2 次 CD4$^+$T 淋巴细胞 300 个 /μL 左右，自诉 HIV 病毒载量超过 30 000 copies/mL，无不适症状，未予重视。2 个月前患者无明显诱因出现血便，大便不成形，颜色正常，每日排便 2 ～ 3 次，大便后排少量暗红色血便，每次 2 ～ 3 mL，未见脓性分泌物，有时腹痛，便后缓解，无发热、头晕、心悸、汗出、黑蒙等症状，近 1 周患者便前便后均可见少量出血，伴里急后重。

既往史：平素健康状况良好，否认高血压、冠心病、糖尿病病史，痔疮病史 6 年余，未行诊治；梅毒病史 3 年余，曾应用苄星青霉素治疗满 3 周，治疗后未定期复查。否认其他传染病病史，对甲硝唑过敏，否认其他食物、药物过敏史，否认外伤史。

流行病学史：否认经常外出就餐，否认输血及血制品应用史，预防接种史不详，有同性性行为史。

个人史：无地方病疫区居住史，无传染病疫区生活史，偶尔吸烟史，偶尔饮酒史。

家族史：否认家族中有类似病患者。

辅助检查：HIV 病毒载量 39 115 copies/mL；梅毒 TRUST 阳性反应（1：32）；TPPA 阳性反应；T 淋巴细胞 / 淋巴细胞 92.43%；T 淋巴细胞 3244 个 /μL；CD8+T 淋巴细胞 / 淋巴细胞 75.99%，CD8+T 淋巴细胞 2616 个 /μL，CD4+T 淋巴细胞 / 淋巴细胞 13.35%，CD4+T 淋巴细胞 460 个 /μL，CD4+T 淋巴细胞 /CD8+T 淋巴细胞 0.18。肠镜显示直肠及乙状结肠距肛门 20 cm 见多发黏膜充血水肿，散在浅溃疡（图 1-20-1），形状不规则，取病理标本 4 块。

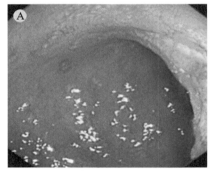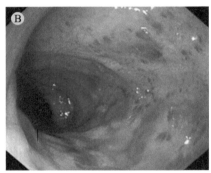

A、B.肠镜下见多发黏膜充血、水肿，局部黏膜隆起，散在多个浅溃疡形成。

图 1-20-1 肠镜检查

【临床诊断】

HIV 感染（艾滋病期）、腹泻及便血原因待查。

【病理结果】

大体所见:（直肠、乙状结肠）灰白粟粒大软组织 4 块，质地软。

组织学检查：粟粒大结肠黏膜组织 4 块，呈中度慢性活动性炎伴局灶黏膜糜烂，炎症旺炽、深在，糜烂表面被覆纤维素样坏死组织（图 1-20-2A），内见大量阿米巴滋养体，滋养体呈圆形或卵圆形，核小而圆，形态规则，胞质嗜碱性，可有空泡及被吞噬的红细胞（图 1-20-2B）。滋养体免疫组化染色 AE1/AE3 与 CD68 均不着色

（图 1-20-2C），PAS 染色呈紫红色（图 1-20-2D）。

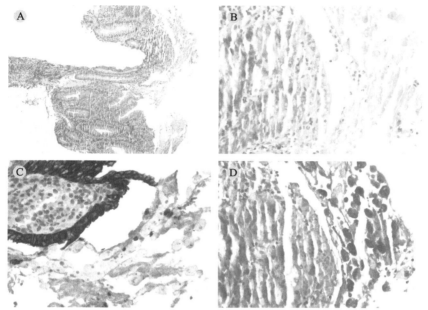

A.结肠黏膜组织呈慢性活动性炎伴黏膜糜烂，糜烂处黏膜表面可见纤维素样坏死物被覆（HE 染色 ×100）；B.高倍镜示纤维素样坏死组织中有大量阿米巴滋养体，滋养体呈圆形或卵圆形，核小而圆，形态规则，胞质嗜碱性，可有空泡及被吞噬的红细胞（HE 染色 ×400）；C.细胞角蛋白免疫组化染色结肠上皮着色，滋养体不着色（EnVision×400）；D.PAS 染色滋养体呈紫红色（PAS 染色 ×400）。

图 1-20-2　组织学检查

免疫组化结果：AE1/AE3（上皮 +），CD68（散在 +），Ki-67（部分 +）。

特殊染色结果：PAS 染色（滋养体 +），六胺银染色（－），抗酸染色（－），革兰氏染色（－）。

病理诊断：结肠溶组织内阿米巴感染。

病例讨论

溶组织内阿米巴感染是全世界卫生的巨大负担，全球约有 4.8 亿人曾被溶组织内阿米巴原虫感染，大部分感染者表现为无症状的携带状态，近10%的感染者发生侵袭性阿米巴病，临床主要表现为阿米巴痢疾和阿米巴肝脓肿，其死亡率仅次于疟疾，在原虫感染中居第二位。2015—2018年我国阿米巴感染年均报告发病率为0.08/10万，其中以婴幼儿发病率最高，呈全国性散在分布和局部地区高发并存状态，且呈逐年下降的趋势。HIV感染者中溶组织内阿米巴感染率显著高于HIV阴性人群，且呈上升趋势。

阿米巴结肠炎可累及肠管的任何部分，但最常见的部位为盲肠，表现为结肠炎症和溃疡，在结肠镜下典型的表现是形成口小底大的烧瓶状溃疡，溃疡底部可见阿米巴滋养体，但有时缺乏特异性，仅表现为黏膜表面的散在浅溃疡，溃疡表面被覆渗出物，溃疡之间的黏膜正常。而AIDS患者也可表现为结肠溃疡性病变，其结肠溃疡的发生可能与HIV进入体内攻击肠壁淋巴细胞有关。本例患者肠镜检查显示多发黏膜充血、水肿，局部黏膜隆起，散在黏膜浅溃疡形成，并未出现典型烧瓶样病变，所以病理活检见阿米巴滋养体是确诊的关键。

典型的病理组织学改变为肠黏膜糜烂或溃疡形成，溃疡表面被覆纤维素样坏死组织，溃疡周围炎性病变较轻，可仅有少量淋巴细胞浸润，坏死组织及黏膜表面黏液层中常可见到散在的阿米巴滋养体，高倍镜下滋养体呈圆形或卵圆形，核小而圆，形态规则，胞质嗜碱性，可有空泡及被吞噬的红细胞，PAS染色阳性。阿米巴滋养体在镜下需要与以下几种细胞或病原体相鉴别。①组织细胞：组织细胞的形态可多种多样，多呈圆形或卵圆形，但周围没有透明间隙，没有明显的核膜和核仁。有时也可吞噬红细胞，免疫组化染色CD68呈阳性。②黄色瘤细胞：吞噬脂质的巨噬细胞，胞质丰富或呈透明空泡状，但细胞核相对较小，无异型性，无吞噬红细胞现象，免疫组化 CD68 呈阳性。③印戒细胞：本质为上皮性的肿瘤细胞，胞质丰富。多无空泡状胞质，细胞核呈偏位，似"印戒"样，异型性明显；上皮性免疫标记（如 AE1/AE3）呈阳性。④组织胞浆菌：在 AIDS 患者中，组织胞浆菌主要侵犯单核吞噬细胞系统，常位于单核细胞或中性粒细胞内，在增生的巨噬细胞胞质中可见多个组织胞浆菌孢子，周围有一层荚膜样的透亮晕，可形成肉芽肿，无吞噬红细胞现象。

除了结肠镜和病理活检，其他检测溶组织内阿米巴的方法还包括粪便经显微镜下查找滋养体、血清学抗体检测、抗原检测及分子检测。经显微镜下查找滋养体的阳性检出率不高，且形态上不易与粪便内常规的非致病性 dispar 阿米巴（*E.dispar*）和 moshkovskii 阿米巴（*E.moshkovskii*）相鉴别。最敏感的血清学抗体检测方法是间接凝血试验，阳性检出率可达 90%，但检测窗较窄，仅在急性感染后的 5 ～ 7 天可检测到，而高达 35% 的感染治愈患者仍持续抗体阳性，因此一定注意假阳性的识别。抗原检测可以采用 ELISA、放射免疫分析或免疫荧光的方法，将单克隆抗体结合于溶组织内阿米巴的抗原表位，从而将其识别出来，敏感性和特异性均较高，且方便操作，并可能识别早期感染。通过 PCR 检测溶组织内阿米巴特异性核酸是快速、准确、有效的方法；它具有较高的灵敏度和特异性，然而，由于缺乏标准而且成本高，目前尚未广泛用于临床。

将血清学抗体检测与 PCR 或抗原检测相结合是目前最有效的无创诊断方法，必要时辅以结肠镜和病理活检，可以极大提高疾病的检出率。

笔记

刘辉教授病例点评

　　严重的溶组织内阿米巴感染往往发生在小儿（尤其是新生儿）、孕妇、哺乳期妇女及免疫力低下、营养不良或患恶性肿瘤的患者及长期应用肾上腺皮质激素的患者。阿米巴肠炎以在活检组织内见到滋养体而确诊，滋养体常位于肠黏膜表面坏死物中，PAS 染色阳性。该例为艾滋病患者，是阿米巴的易感人群。

【参考文献】

1. KANTOR M，ABRANTES A，ESTEVEZ A，et al. Entamoeba histolytica：updates in clinical manifestation，pathogenesis，and vaccine development. Can J Gastroenterol Hepatol，2018，2018：4601420.

2. 李辉，周新刚，林毅军，等 . 阿米巴肠炎合并艾滋病患者的临床特征分析 . 中华传染病杂志，2022，40（1）：33-38.

3. 朱艳培，王欣欣，孟令佳，等 . HIV/AIDS 合并阿米巴肠病 3 例临床病理分析 . 诊断病理学杂志，2020，27（9）：665-668.

4. CHADHA A，CHADEE K. The NF-κB pathway：modulation by entamoeba histolytica and other protozoan parasites. Front Cell Infect Microbiol，2021，11：748404.

5. GUILLEN N. Signals and signal transduction pathways in entamoeba histolytica during the life cycle and when interacting with bacteria or human cells. Mol Microbiol，2021，115（5）：901-915.

6. YANAGAWA Y，NAGATA N，YAGITA K，et al. Clinical features and gut microbiome of asymptomatic entamoeba histolytica infection. Clin Infect Dis，2021，73（9）：e3163-e3171.

7. KAUR D，AGRAHARI M，SINGH S S，et al. Transcriptomic analysis of entamoeba histolytica reveals domain-specific sense strand expression of line-encoded ORFs with massive antisense expression of RT domain. Plasmid，2021，114：102560.

笔记

8. DHUBYAN M Z Z. Prevalence of entamoeba histolytica and Giardia Lamblia Associated with diarrhea in Children referring to lbn Al-Atheer Hospital in Mosul, Iraq. Arch Razi Inst，2022，77（1）：73-79.

9. MÜLLER A，FRICKMANN H，TANNICH E，et al. Colitis caused by entamoeba histolytica identified by real-time-PCR and fluorescence in situ hybridization from formalin-fixed，paraffin-embedded tissue. Eur J Microbiol Immunol（Bp），2022，12（3）：84-91.

10. LA HOZ R M，MORRIS M I，AST Infectious Diseases Community of Practice. Intestinal parasites including cryptosporidium，cyclospora，giardia，and microsporidia，entamoeba histolytica，strongyloides，schistosomiasis，and echinococcus：guidelines from the American Society of Transplantation Infectious Diseases Community of practice. Clin Transplant，2019，33（9）：e13618.

（周新刚　整理）

笔记

病例 21 肝包虫病一例

病历摘要

【基本信息】

患者，男，51 岁。

主诉：腹痛 8 天，发现肝囊肿 3 天。

现病史：患者 8 天前无明显诱因右侧季肋区疼痛，为持续性隐痛，咳嗽时可加剧，无放射痛，无头痛、头晕，无恶心、呕吐，无发热、寒战，无尿频、尿急、尿痛等。3 天前就诊于外院，查腹部 CT 示肝脏巨大占位，肝包虫病？患者遂至我院门诊，门诊以"肝占位"收入我科。患者自发病以来，饮食可，大小便正常，体重及体力无变化。

既往史：平素健康状况一般，20 余年前因车祸行肋骨骨折、盆骨骨折手术及左肾、脾脏切除术，既往有输血史，否认高血压、冠心病、糖尿病病史，否认其他传染病病史，否认食物、药物过敏史，否认外伤史。

流行病学史：否认外出旅游史，否认牛羊动物接触史，有疫区生活史，无不洁饮食史。

个人史：生于北京市，吸烟 30 余年，20 支 / 天，未戒烟，否认饮酒史，未婚，无子女。

家族史：否认家族中有类似病患者，否认遗传病病史、传染病病史、肿瘤史及冠心病、高血压、糖尿病病史。

体格检查：体温 36.5 ℃，脉搏 84 次 / 分，呼吸 18 次 / 分，血压 132/93 mmHg。发育正常，营养良好，体型适中，表情自如，神志清楚，精神正常，正常面容，自主体位，查体合作。全身皮肤黏膜颜色正常，无黄染，肝掌阴性，蜘蛛痣阴性，周身未见皮疹，未见淤点、淤斑及皮下出血，未见水肿，全身浅表淋巴结未触及异常肿大。双侧巩膜无黄染，球结膜无充血、水肿，睑结膜无苍白、出血。双肺叩诊呈清音，双肺呼吸音清。右侧肝区下可触及包块，质软，边界清楚，无明显触痛，位于右锁骨中线肋下 7 cm，腹部叩诊呈鼓音，肝肺浊音界存在，位于右锁骨中线上第 5 肋间，移动性浊音阴性，肝区叩击痛阴性，肠鸣音正常。Murphy 征阴性，麦氏点无压痛。四肢、关节未见异常，活动无受限。

辅助检查：腹部平扫 + 增强 + 门脉 CT 示肝脏有多发大小不等厚壁囊性灶，最大者约 14.9 cm × 12.6 cm，内部为液体密度，边缘见散在小灶状钙化，肝左叶病灶内见多发小囊灶及条带状稍高密度影，余小病灶形态欠规则。右侧膈肌受压升高，门脉右支受压，动脉期肝左叶可见小点状强化灶，肝 S4 见片状强化，延迟期呈等密度。考虑为肝包虫囊肿可能性大（图 1-21-1）。

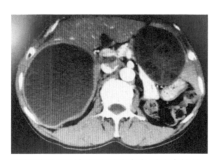

腹部增强 CT 检查示肝脏多发厚壁囊性灶。

图 1-21-1　腹部增强 CT 检查

诊断与鉴别诊断：如下。影像学诊断意见：肝包虫病，患者中年男性，隐匿性起病，以腹部疼痛入院，右侧肝区下可触及包块，腹部 CT 诊断肝脏多发巨大占位，患者无放牧及牛羊等流行病学接触史，但有疫区生活史，故考虑肝包虫病。鉴别诊断：①肝脓肿：患者常有寒战、高热等症状，查体可见肝区叩痛，检查可见白细胞、中性粒细胞、CRP、PCT 等感染指标明显升高，患者无此表现，故不考虑；②肝癌：患者常有病毒性肝炎或长期大量饮酒史等病因，可有纳差、乏力、黄疸、肝区疼痛等消化症状，查体可有肝区叩痛，查 AFP 可增高，结合腹部影像学可确诊。患者无上述表现，腹部 CT 可见肝区囊肿样改变，故不考虑。

【临床诊断】

肝囊肿（肝包虫病？）。

【病理结果】

大体所见：（右肝包虫囊肿）囊壁样组织 1 堆，大小 20 cm×20 cm×5 cm，囊内外壁光滑，壁厚 0.2 ～ 0.3 cm；（左肝包虫囊肿）囊壁样组织 1 堆，大小 12 cm×12 cm×6 cm，内含囊泡数枚，直径 0.7 ～ 1.5 cm。

组织学检查：（左、右肝包虫囊肿）纤维结缔组织构成囊壁，可见大量增生的小血管及纤维素性坏死，并见大量混合炎细胞浸润，以嗜酸性粒细胞为主；囊内容物为粉色无定形物，并见散在分布的细粒棘球蚴（图 1-21-2），考虑为肝包虫病。

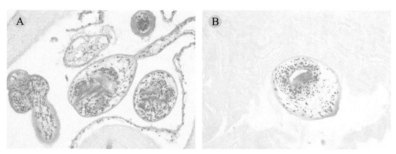

A. 囊壁内可见细粒棘球蚴；B. 可见细粒棘球蚴（HE 染色 ×400）。

图 1-21-2 组织学检查

病理诊断：肝包虫病。

病例讨论

包虫病又称棘球蚴病，是由棘球绦虫的幼虫即棘球蚴寄生引起的一种人畜共患寄生虫病，广泛流行于世界各地，我国主要在西部地区流行，人肝棘球蚴病的感染率在 3.1% ～ 31.5%，患病率在 0.5% ～ 5.0%，严重危害人类健康和影响经济发展，棘球蚴在人体中可寄生于肺、肝、脑、骨等多个脏器，多寄生于肝脏。该病早期常无任何表现，后期主要表现为右季肋区包块、肝区隐痛，伴腹胀、纳差等症状，门静脉受压可致门静脉高压，胆道系统受压导致黄疸；部分患者还可出现不明原因的过敏现象，轻者出现皮肤瘙痒、荨麻疹等，重者可出现过敏性休克。包虫囊若持续增大，包虫囊肿破裂后囊液溢出至腹腔、肠道，包虫囊压迫甚至破裂入肝静脉而产生相应症状，并在腹腔内继续长出包虫囊肿。肝泡型包虫病在 CT 检查下呈形态不规则、边界不清楚的低密度阴影或高低密度混合阴影，病灶内可有不规则钙化，但无囊壁钙化，增强扫描后病灶无强化，当病灶内部出现液化、坏死时呈现"岩洞"样征象，同时病灶周围出现大量的小囊泡（小泡征）。另外 CT 血管成像检查能够准确显示肝包虫病灶压迫或者侵犯周围血管时血管受压变窄、移位情况，CT 胆管成像检查可清晰直观地显示肝包虫病灶与胆道系统的关系，CT 灌注成像检查能够显示肝泡型包虫病灶边缘的"浸润带"。患者可存在非特异性 WBC 减少、PLT 减少和肝功能紊乱等。嗜中性粒细胞是继发感染的标志物，嗜酸性粒细胞增多提示囊肿破裂。高胆红素血症和碱性磷酸酶和 GGT 水平升高表明囊肿可能进入胆道。病理学检查方面，在患者排泄物、活组织检查标本或者手术切除组织中发现包虫的囊壁、子囊、原节或者头钩等，是肝包虫病诊断的金标准。药物治疗方面，常用的药物是苯并咪唑类药物及其衍生物，近年来药物载体及靶向药物的研究也迅速进展，但药物治疗效果有限，手术治疗是目前肝包虫病的主要治疗方式。本例患者有疫区生活史，临床与病理表现典型，诊断明确。

刘辉教授病例点评

诊断肝包虫病最重要的依据是有无包虫病疫区生产及生活接触史、相应牲畜接触史及体征。肝脏是棘球蚴常见的寄生器官，常导致多发性囊肿，手术切除标本中较易找见棘球蚴，以区别于其他类型肝囊肿。

【参考文献】

1. 金珍. 包虫病的研究进展. 畜禽业，2020，31（4）：118.

2. BRACHA M，KHOURY T，MAROM G，et al. Successful embolization of hemorrhagic hepatic hydatid cyst followed by surgical resection：report of two cases and review of the literature. Ann Vasc Surg，2019，60：474.

3. 李玉民，任志俭. 肝包虫病的诊断与治疗进展. 中华消化外科杂志，2018，17（12）：1141-1145.

4. SADE R，KANTARCI M，GENC B，et al. Computed tomography perfusion imaging for the diagnosis of hepatic alveolar echinococosis. Eurasian J Med，2018，50（1）：1-5.

5. KEONG B，WILKIE B，SUTHERLAND T，et al. Hepatic cystic echinococcosis in Australia：an update on diagnosis and management. ANZ J Surg，2018，88（1-2）：26-31.

6. GERAMIZADEH B，BAGHERNEZHAD M. Hepatic alveolar hydatid cyst：a brief review of published cases from Iran in the last 20 years. Hepat Mon，2016，16（10）：e38920.

笔记

7. 张洪胡，周永利，杨孟磊，等．肝包虫病外科治疗进展．中国卫生标准管理，2021，12（17）：166-168.

8. RICKEN F J，NELL J，GRUNER B，et al. Albendazole increases the inflammatory response and the amount of Em2-positive small particles of echinococcus multilocularis（spems）in human hepatic alveolar echinococcosis lesions. PLoS Negl Trop Dis，2017，11（5）：e0005636.

9. ABULAIHAITI M，WU X W，QIAO L，et al. Efficacy of albendazole chitosan microsphere-based treatment for alveolar ecchinococcosis in mice. PLoS Negl Trop Dis，2015，9（10）：e0003950.

（韩晓艺　整理）

笔记

病例 22　肝血吸虫病一例

病历摘要

【基本信息】

患者，男，41岁。

主诉：发现胆红素升高4年余，乏力3月余。

现病史：患者4年前体检发现胆红素升高，转氨酶正常，无乏力、纳差，无腹胀、腹痛，无恶心、呕吐等不适，未行特殊治疗。此后定期查体胆红素均有轻度升高，未治疗。3月余前无明显诱因出现乏力，食欲尚可，无恶心、呕吐，无腹胀、腹痛等不适，1个月前就诊于我院查自身抗体阴性，丙肝病毒抗体阴性，乙肝表面抗原阴性，肝脏弹性7.4 kPa，腹部B超提示肝弥漫性病变，现为进一步行肝脏穿刺检查入院。患者自发病以来，精神、饮食、睡眠可，大小便正常，体重及体力无明显变化。

既往史：平素健康状况良好，否认高血压、冠心病、糖尿病病史，否认其他传染病病史，否认食物、药物过敏史，否认手术及外伤史。

流行病学史：否认经常外出就餐，否认输血及血制品应用史，预防接种史不详。

个人史：无流行区疫水接触史，偶尔吸烟，无饮酒史。

家族史：否认家族中有类似病患者。

体格检查：体温36.8 ℃，脉搏98次/分，呼吸22次/分，血压156/93 mmHg。发育正常，营养良好，体型适中，表情自如，神志清楚，精神正常，正常面容，自主体位，查体合作。全身皮肤黏膜颜

笔记

色正常，无黄染，肝掌阴性，蜘蛛痣阴性，周身未见皮疹，未见淤点、淤斑及皮下出血，未见水肿，全身浅表淋巴结未触及异常肿大。双侧巩膜无黄染，球结膜无充血、水肿，睑结膜无苍白、出血。双肺叩诊呈清音，双肺呼吸音清。腹部平坦，未触及包块，腹部叩诊呈鼓音，肝肺浊音界存在，位于右锁骨中线上第 5 肋间，移动性浊音阴性，肝区叩击痛阴性，肠鸣音正常。Murphy 征阴性，麦氏点无压痛，双下肢无水肿。

辅助检查：入院时辅助检查结果示自身免疫肝病阴性；生化检查示 ALT 17.9 U/L，AST 15.5 U/L，TBIL 33.5 μmol/L，DBIL 10.5 μmol/L，ALB 51.5 g/L。

诊断与鉴别诊断：如下。诊断：患者为青年男性，隐匿起病，病程较长，无肝病及遗传疾病家族史。4 年余前体检发现胆红素升高，此后间断复查均有轻度升高，无特殊不适。3 月余前开始出现乏力，查体示双巩膜无黄染，腹软，无压痛及反跳痛，双下肢水肿，实验室检查提示胆红素轻度升高，转氨酶正常，自身抗体阴性，丙肝抗体及乙肝表面抗原均为阴性，腹部 B 超提示肝脏弥漫性病变，目前初步诊断肝功能异常，吉尔伯特综合征可能性大，待肝脏穿刺以明确诊断。鉴别诊断：①病毒性肝炎：无慢性病毒性肝炎病史，既往查乙肝表面抗原、丙肝病毒抗体阴性，暂不考虑该诊断。②血吸虫病：患者无流行区疫水接触史。③自身免疫性肝炎：临床上与慢性活动性肝炎非常相似，但病毒指标常呈阴性，多见于女性，有多种自身抗体阳性，有时还有其他自身免疫的表现，红细胞沉降率常明显增快，高丙种球蛋白血症。组织学检查有碎屑样坏死，暂不支持该诊断。

【临床诊断】

肝功能异常，吉尔伯特综合征可能性大。

【病理结果】

大体所见：肝脏穿刺组织 1 条，长 1.6 cm。

组织学检查：汇管区 9 个，小叶内肝板排列尚整齐，肝细胞胞质疏松化、嗜酸性变，小叶内Ⅲ区轻度肝细胞脂肪变性，约 8%，肝小叶内散在少量点灶状坏死，中央静脉大致正常，周围部分肝细胞内可见脂褐素沉积，肝窦内皮细胞反应活跃，窦内少量淋巴细胞浸润；汇管区轻度扩大，部分汇管区内可见寄生虫虫卵，伴钙化（图 1-22-1），周围纤维组织增生，小叶间胆管存在。

免疫组化结果：CD10（+），CD38（少量+），CK19（+），CK7（+9），HBcAg（-），HBsAg（-），MuM-1（少量+），Pre-S1（-）。

特殊染色结果：D-PAS 染色（-），Masson 三色染色（+），PAS 染色（+），Tim 染色（-），网状纤维染色（+），铜染色 – 罗丹宁染色（-），铁染色（-）。

病理诊断：①寄生虫感染，根据形态学表现考虑为血吸虫感染；②肝脏轻度病变，结合临床胆红素检测结果，考虑合并遗传性高间接胆红素血症——吉尔伯特综合征，后经基因检测确证诊断。

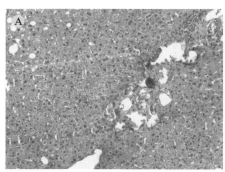
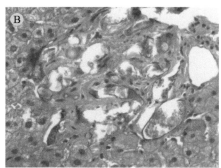

A. 汇管区内可见寄生虫虫卵，伴钙化（HE 染色 ×100）；B. 可见寄生虫虫卵（HE 染色 ×200）。

图 1-22-1　组织学检查

病例讨论

　　血吸虫病是影响社会经济发展的人畜共患传染病，也是严重危害人类健康的一种地方性寄生虫病。人类血吸虫分为日本血吸虫、埃及血吸虫、曼氏血吸虫、间插血吸虫、湄公血吸虫与马来血吸虫6种，血吸虫卵是血吸虫病的主要致病因子，寄生于宿主组织中的虫卵使宿主发生免疫病理反应。我国以日本血吸虫病为主（简称血吸虫病）。日本血吸虫病是患者因皮肤接触含血吸虫尾蚴的疫水而感染，导致虫卵沉积于肝脏门静脉系统、肠道等组织，从而引起的虫卵肉芽肿病变，依据患者病情缓急及临床表现，可分为急性、慢性、晚期及异位血吸虫病4种。20世纪50—60年代血吸虫病是危害我国人民生命健康的主要传染病之一，随着我国政府大力推进血吸虫病的防治并取得了举世瞩目的成就，大部分血吸虫病流行区已经被消灭或控制，发病率逐年下降，目前流行区在云南、湖北、安徽、江西及湖南省。随着我国血吸虫病疫情进入极低度流行状态，临床医师缺乏诊治经验，特别是非疫区的医务人员对血吸虫病缺乏诊治经验，误诊、误治并不少见。

　　根据血吸虫感染后的不同阶段、宿主体内发生的免疫反应类型、强弱等的不同，将血吸虫病分为3个不同的疾病进展阶段：急性期、活动期和晚期慢性期。急性期血吸虫病主要发生在血吸虫病流行地区的旅行者中，常见于初次感染者，大多数病例在感染后5～8周出现症状，此时期成虫大量产卵，卵内毛蚴释放大量抗原，特异性抗体水平急剧升高，引起血清病样综合征，临床表现为腹部和肌肉疼痛、发热、不适和疲劳（曼氏血吸虫和日本血吸虫），而血尿是埃及血吸虫感染的特征性表现。片山热或片山综合征主要见于日本血

笔记

133

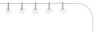

吸虫感染，有全身肌痛、血性腹泻、头痛、发热、干咳等症状，胸部 X 线片可见斑片状肺浸润。急性期血吸虫病一般持续 1～3 个月，急性期过后，一部分患者症状减轻、痊愈，还有一部分患者症状加重，表现为全身皮疹，伴有呼吸困难、腹痛、体重减轻、肝大和腹泻等表现。活动期血吸虫病是一种以成虫成熟、虫卵产生及其在尿液或粪便中的排泄为特征的活动性感染。大多数血吸虫病病例，特别是居住在流行地区的患者没有经过急性期症状，直接发展到活动期，此阶段中，虫卵分泌可溶性抗原，通过 TH2 细胞介导产生炎症反应，促进虫卵从血管中进入膀胱或肠腔。这些可溶性抗原还能诱导巨噬细胞、淋巴细胞、中性粒细胞和嗜酸性粒细胞等炎症细胞聚集在虫卵周围形成肉芽肿。患者出现慢性腹泻、肝脾大（日本血吸虫、曼氏血吸虫）或泌尿生殖系统炎症（埃及血吸虫）等表现，症状较轻，间歇性出现。晚期慢性血吸虫病主要见于生活在贫困农村地区的长期、反复血吸虫病感染者，一般在感染后 5 年发病，表现为对宿主组织中的血吸虫卵的免疫病理反应所致的炎症和梗阻。在日本血吸虫和曼氏血吸虫感染者中，晚期血吸虫病症状和体征主要集中在胃肠道和肝脾，而晚期埃及血吸虫病主要引起泌尿生殖系统病变，不仅累及膀胱壁，还累及生殖系统。沉积于肝脏的虫卵引起肝脏充血肿胀，诱导肝脏窦前炎症和门周纤维化，导致血流进行性阻塞，表现为门静脉高压，导致侧支循环形成，食管下静脉曲张，严重时出现呕血症状。其他常见的临床症状还包括腹水和脾大（脾增大和硬化）。本例患者临床及 B 超表现不典型，患者临床症状表现轻微，易误诊、漏诊，病理检查镜下可见典型血吸虫表现，诊断明确。

笔记

王鹏教授病例点评

血吸虫病在中国是非常高发的一种寄生虫病，2015—2019 年血吸虫的发病率统计显示中国血吸虫病发病率逐年下降，2018 年中国血吸虫病发病率为 0.0104/10 万，较 2017 年减少了 0.0756/10 万；2019 年中国血吸虫病发病率为 0.0081/10 万，较 2018 年减少了 0.0023/10 万。虽然血吸虫病逐步被控制和减少，但是存量血吸虫患者并不少，所以在临床诊断中经常出现误诊和漏诊现象。在病理学活检标本中，尤其是胃肠道和肝脏标本中，可以见到感染后的虫卵。本例患者就是一例典型病例，其卵的特殊形态还需要与其他线虫相鉴别，并结合血清抗体检测和粪便寄生虫卵检查进行鉴别。血吸虫病如果治疗不及时，会造成严重的并发症，本例也是临床误诊后通过病理学才明确诊断的。因此熟悉并牢记这些常见的寄生虫感染，对于临床医师来说是十分必要的。

【参考文献】

1. COLLEY D G，BUSTINDUY A L，SECOR W E，et al. Human schistosomiasis. Lancet，2014，383（9936）：2253-2264.

2. CHEN M G. Assessment of morbidity due to schistosoma japonicum infection in China. Infect Dis Poverty，2014，3（1）：6.

3. 张利娟，徐志敏，杨帆，等 . 2020 年全国血吸虫病疫情通报 . 中国血吸虫病防治杂志，2021，33（3）：225-233.

4. MCMANUS D P，DUNNE D W，SACKO M，et al. Schistosomiasis. Nat Rev Dis Primers，2018，4（1）：13.

5. GRYSEELS B，POLMAN K，CLERINX J，et al. Human schistosomiasis. Lancet，2006，368（9541）：1106-1118.

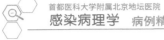

6. TZANETOU K，ADAMIS G，ANDIPA E，et al. Urinary tract schistosoma haematobium infection：a case report. Journal of Travel Medicine，2007，14（5）：334-337.

7. BOISSIER J，GRECH-ANGELINI S，WEBSTER B L，et al. Outbreak of urogenital schistosomiasis in Corsica（France）：an epidemiological case study. Lancet Infect Dis，2016，16（8）：971-979.

（韩晓艺　整理）

病例 23 梅毒螺旋体感染一例

病历摘要

【基本信息】

患者，男，55 岁。

主诉：双眼视物模糊 3 个月，HIV 抗体阳性 10 天。

现病史：患者 3 个月前无明显诱因出现双眼视物模糊，无头痛、头晕，无发热等不适。未经特殊诊治，视物模糊无明显改变。10 天前于外院就诊查 HIV 阳性，为进一步诊治来我院就诊，眼科考虑为眼梅毒，经查血 TRUST 阴性，TPPA 阴性，FTA-ABS-IgG 及 IgM 阳性。患者血 CD4$^+$T 细胞计数 395 个 /μL。3 天前开始服用比克恩丙诺抗病毒治疗，现为进一步治疗入院。患者自发病以来，精神、饮食、睡眠可，大小便正常，体重及体力无明显变化。

既往史：平素健康状况良好，否认高血压、冠心病、糖尿病病史，否认其他传染病病史，否认食物、药物过敏史，否认手术及外伤史。

流行病学史：患者否认不洁性行为史，否认静脉吸毒史，否认输血及血制品应用史。

个人史：无地方病疫区居住史，无传染病疫区生活史，无冶游史，否认吸烟史，否认饮酒史，已婚已育。

家族史：否认家族中有类似病患者。

体格检查：体温 37 ℃，脉搏 90 次 / 分，呼吸 20 次 / 分，血压 137/78 mmHg。发育正常，营养良好，体型适中，表情自如，神

笔记

志清楚，精神正常，正常面容，自主体位，查体合作。全身皮肤黏膜颜色正常，无黄染，全身皮肤散在陈旧性皮疹，颈部可见靶样红色丘疹。皮肤温度正常，弹性正常，肝掌阴性，蜘蛛痣阴性，周身未见皮疹，未见淤点、淤斑及皮下出血，未见水肿，全身浅表淋巴结未触及异常肿大。头颅大小正常，无畸形，无异常运动，毛发呈虫蚀样脱发。双侧巩膜无黄染，球结膜无充血、水肿，睑结膜无苍白、出血。双肺叩诊呈清音，双肺呼吸音清。腹部平坦，未触及包块，腹部叩诊呈鼓音，肝肺浊音界存在，位于右锁骨中线上第 5 肋间，移动性浊音阴性，肝区叩击痛阴性，肠鸣音正常。Murphy 征阴性，麦氏点无压痛，双下肢无水肿。

辅助检查：化验示 Lac 2.38 mol/L，动态 ESR 50.0 mm/60 min，肿瘤系列（AFP、CEA、CA-199、CA15-3）无异常，PCT 0.05 ng/mL，凝血组合四项（PT、APTT、FIB、TT）、电解质 + 肾功能 + 血糖无异常，肝功能检查示 ALT 28.7 U/L，AST 23.0 U/L，TBIL 8.0 mol/L，DBIL 2.8 mol/L，TROCH 系列五项 HSV- I -IgG 2.75 COI，HSV-II -IgG 2.59 COI，新型隐球菌抗原、细菌抗体（结核抗体）、甲丁戊肝系列、肺炎支原体抗体测定、结核感染 T 细胞检测、粪便常规 + 潜血、CMV-DNA 阴性。尿常规无异常。梅毒 TRUST 阳性反应（1 ： 128），TPPA 阳性反应；梅毒（脑脊液）TRUST 阴性反应，TPPA 阳性反应。梅毒荧光抗体吸附试验（IgG+IgM）（脑脊液）FTA-ABS-IgG 阳性反应，FTA-ABS-IgM 阴性反应；梅毒荧光抗体吸附试验（IgG+IgM）FTA-ABS-IgG 阳性反应，FTA-ABS-IgM 阳性反应。（全血）EB 病毒核酸检测 EBV-DNA 1.82×10^4 copies/mL，抗心磷脂总抗体 ACL 阳性反应。

诊断与鉴别诊断：诊断如下，患者为中年男性，主因双眼视物模糊 3 个月，HIV 抗体阳性 10 天入院。查体示神志清，精神可，全身皮肤可见散在陈旧性皮疹，颈部可见靶样红色丘疹。毛发呈虫蚀样脱发。淋巴结不大，颈软无抵抗，心肺未见明显异常，腹软，无压痛、反跳痛，肝脾肋下未触及，双下肢无水肿。辅助检查示 HIV 抗体阳性，血 TRUST 阴性，TPPA 阴性，FTA-ABS-IgG 及 IgM 阳性。患者血 CD4$^+$T 细胞计数 395 个 /μL。眼科会诊意见为眼梅毒。综上目前诊断为 HIV 感染，眼梅毒。鉴别诊断：患者流行病学史不详，血 TRUST 阴性，TPPA 阴性，目前梅毒分期有待进一步明确，并可行脑脊液检查，明确是否存在神经梅毒。

【临床诊断】

HIV 感染合并梅毒感染。

【病理结果】

大体所见：（颈部皮疹）米粒大皮肤活检组织 1 块，表面可见暗红色小丘疹。

组织学检查：表皮角化亢进，表皮内见散在中性粒细胞浸润，真皮浅层组织细胞增生，血管周围可见较多淋巴细胞、浆细胞浸润（图 1-23-1）。

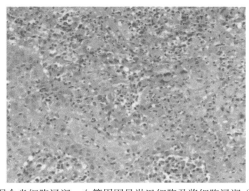

表皮内可见大量混合炎细胞浸润，血管周围见淋巴细胞及浆细胞浸润（HE 染色 ×200）。

图 1-23-1 组织学检查

笔记

特殊染色结果：Warthin-Starry 银染色（＋）（图 1-23-2）。

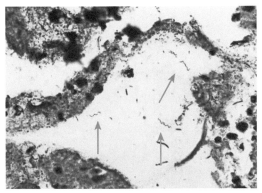

皮损刮片的组织液标本（Warthin-Starry 银染色 ×1000）。在皮损等组织液中往往含有更丰富的梅毒螺旋体。通过银染色可见紧密螺旋状的梅毒螺旋体（箭头），这是确诊的关键证据。

图 1-23-2　Warthin-Starry 银染色

分子检测结果：梅毒荧光定量 PCR（＋）。

病理诊断：结合 PCR 结果，考虑为梅毒感染相关皮疹。

病例讨论

　　AIDS 是累及全身多系统的致死性疾病，由 HIV 感染引起，导致机体免疫功能降低或缺失，累及全身多系统，可出现机会性感染和恶性肿瘤。梅毒是由梅毒螺旋体（treponema pallidum，TP）感染引起的累及全身多系统的慢性传染性疾病，临床表现多样，分为三期：一期为硬下疳，二期为皮损，三期为皮肤黏膜、骨、眼、心血管等多系统损害及神经梅毒。近年我国梅毒和 AIDS 的发病率均呈上升趋势，二者有相同的高危人群和相似的传播途径，双重感染患者日渐增多，且二者相互影响。部分双重感染患者以眼部症状首发就诊于眼科，眼部为常见受累器官之一，HIV 和 TP 双重感染者，其眼部表现多样化，缺乏典型、特异性症状和体征，易漏诊、误诊，治疗的失败率和复发率高。眼梅毒可累及全眼组织，最常见的表现为梅毒性葡萄膜炎，此外还包括眼睑结膜硬下疳、梅毒性角膜基质炎、神经性眼梅毒及梅毒性巩膜炎等，可单眼或双眼发病。神经梅毒是由于 TP 进入颅脑引起的中枢神经系统病变，可出现于梅毒各期，并非仅晚期出现。神经梅毒的主要眼部症状为 Argyll Robertson 瞳孔和周围性动眼神经麻痹。眼梅毒和神经梅毒互相影响。早期未经治疗的梅毒患者，15% ～ 40% 最终可发展为神经梅毒。神经梅毒可致视神经炎。HIV 和 TP 双重感染可增加神经梅毒的发生率，临床表现更不典型，且治疗的失败率和复发率均更高。

梅毒螺旋体分解血管内皮细胞膜上的黏多糖，破坏血管支架，导致闭塞性动脉炎、动脉内膜炎等。病理组织通常表现为组织内大量淋巴细胞、浆细胞及中性粒细胞弥漫或围血管浸润，以浆细胞浸润为主，小血管内皮细胞增生肿胀，小血管血管内膜炎，形成闭塞性小血管炎或血管周围炎，可见凝固性坏死、炎性肉芽组织及脓肿形成。本例皮肤活检病理镜下表现较典型，梅毒 PCR 阳性，与临床诊断相符。

HIV 和 TP 双重感染患者首选与未感染 HIV 的梅毒患者相同的驱梅治疗方案，即首选青霉素治疗。对于梅毒性葡萄膜炎引起的渗出性 RD，可给予驱梅治疗。大多数 HIV 和 TP 双重感染患者经过驱梅治疗，症状可有所改善。研究结果显示，驱梅治疗可帮助 HIV 和 TP 双重感染患者降低血浆病毒载量，增加 $CD4^+T$ 淋巴细胞计数。少数患者经过合理治疗仍复发，可能与中枢神经系统和眼部对青霉素的渗透存在阻力和限制有关。Tsuboi 等报道经过全身治疗，HIV 和 TP 双重感染患者复发及再感染率高达 15%，提示 HIV 阳性的梅毒患者或许需要维持治疗。对于 HIV 和 TP 双重感染患者，TP 血清学检

笔记

测有时表现为滴度过高、过低或上下波动及阳性反应推迟，甚至出现假阴性，因此双重感染患者 TP 血清学假阴性率和治疗复发率相对更高。在 HIV 感染治疗方面，HAART 是目前最为有效的治疗方法，可有效抑制 HIV 复制，重建免疫功能，控制疾病发展，降低 HIV 感染者和 AIDS 患者病死率和机会感染率，但仍不能彻底清除 HIV，需要长期用药。2016 年 6 月世界卫生组织在其发布的抗病毒药物应用指导原则中建议，所有 HIV 感染者一经发现即进行抗病毒治疗，因为病毒载量越高，HIV 传播流行能力越强。研究发现 HIV 和 TP 双重感染患者经过 HAART 后，RPR 滴度较治疗前下降，稀释倍数明显高于未接受 HAART 者，表明接受 HAART 的梅毒患者 RPR 滴度下降速度更快，提示在驱梅治疗的过程中同时接受 HAART 可促使 HIV 和 TP 双重感染患者的 RPR 结果下降，这对于 HIV 阳性梅毒患者的预后具有重要作用。AIDS 合并巨细胞病毒性视网膜炎的治疗多采用 HAART，以早期、足量、联合为原则。

随着 TP 和 HIV 感染率的增高，其双重感染人数亦不断增多，在 MSM 人群中尤为明显。TP 可增加 HIV 的感染风险及传播能力，HIV 可改变梅毒的自然病程，并提高神经梅毒的发生率。

王鹏教授病例点评

梅毒感染发病率越来越高，是一种主要的性传播疾病，尤其是在艾滋病患者、高危性行为群体及老年丧偶群体中。据统计，2018 年我国梅毒感染的发病率为 35.7/10 万。梅毒早期症状为梅毒疹和硬下疳，但是多数患者因为羞于启齿而耽误了诊治，同时多数医院对于梅毒的诊断经验不足，使得病情进展和反复而导致中枢神经系统梅毒。在病理上，组织标本内梅毒的检出效率不高，多数活检标本中采用经典的银染色很难检查出梅毒螺旋体，而免疫组化染色因为抗体稀少而难以普及，所以对于梅毒的病理诊断经验也往往不足。本例作为一个典型病例，可以很好地用于教学培训。

【参考文献】

1. PEELING R W, MABEY D, KAMB M L, et al. Syphilis. Nat Rev Dis Primers, 2017, 3: 17073.

2. AMSALU A, DESTA K, NIGUSSIE D, et al. Ocular manifestation and their associated factors among HIV/AIDS patients receiving highly active antiretroviral therapy in Southern Ethiopia. Int J Ophthalmol, 2017, 10 (5): 776-781.

3. ZHOU H Y, DI Y, YE J J, et al. The ocular manifestations of human immunodeficiency virus and syphilis coinfection. Zhonghua Yan Ke Za Zhi, 2019, 55 (4): 267-272.

4. FURTADO J M, ARANTES T E, NASCIMENTO H, et al. Clinical manifestations and ophthalmic outcomes of ocular syphilis at a time of re-emergence of the systemic infection. Sci Rep, 2018, 8 (1): 12071.

5. KOTSAFTI O, PAPARIZOS V, KOURKOUNTI S, et al. Early syphilis affects markers of HIV infection. Int J STD AIDS, 2016, 27 (9): 739-745.

6. TSUBOI M, NISHIJIMA T, YASHIRO S, et al. Prognosis of ocular syphilis in patients infected with HIV in the antiretroviral therapy era. Sex Transm Infect, 2016, 92 (8): 605-610.

7. World Health Organization. Consolidated guidelines on the use of antiretroviral drugs for treating and preventing HIV infection: recommendations for a public health approach. 2nd ed. Geneva: World Health Organization, 2016: 74-80.

8. 胡荣欣，卢斯汉，李英，等.二期梅毒合并人免疫缺陷病毒感染42例.实用医学杂志，2014 (15): 2466-2468.

（韩晓艺　整理）

笔记

143

病例 24　HIV 感染患者伴颅内弓形虫机会性感染一例

病历摘要

【基本信息】

患者，男，31 岁。

主诉：乏力 1 个月，发现 HIV 初筛阳性 2 天，发热 1 天。

现病史：1 个月前无明显诱因感周身乏力，以左侧肢体为著，9 天前无明显诱因出现咽痛，伴咳嗽，咳白痰，无发热、流涕，无胸闷、喘憋，就诊于社区医院，服用"感冒药"后咳嗽、咽痛较前好转。2 天前因乏力就诊于外院，血液筛查发现 HIV 抗体初筛阳性。1 天前出现发热，体温最高 38.3 ℃，伴畏寒，无寒战，伴咳嗽，少痰，无胸闷、憋气，无腹痛、腹泻，无头痛、头晕，就诊于我院急诊。对症给予布洛芬退热。现为进一步诊治收入我科。患者自发病以来，精神欠佳，睡眠欠佳，食欲差，大便成形，近 3 天未排大便，小便正常，体重无明显变化。

既往史：平素健康状况一般，否认高血压、冠心病、糖尿病病史，否认其他传染病病史，否认食物、药物过敏史，否认手术及外伤史。

流行病学史：1 年前有高危同性性行为史，否认输血史，否认静脉吸毒史。

个人史：无地方病疫区居住史，无传染病疫区生活史，无冶游史。否认吸烟史，否认饮酒史，未婚，无子女。

家族史：否认家族中有类似病患者，否认遗传病病史。

辅助检查：血常规检查示 WBC 3.62×10^9/L，N% 60.5%，HGB 112 g/L，CRP 0.6 mg/L，PCT ＜ 0.05 ng/mL，肝功能 ALT 28 U/L，AST 42.4 U/L，LDH 267.8 U/L，CK 1448.5 U/L。血清抗体检测示咽拭子甲流阴性，乙流抗原结果阴性。头颅磁共振平扫＋增强扫描示右侧基底节区和左侧顶叶、颞叶、双侧额叶及小脑半球见多发团块及结节状混杂异常信号灶。病灶周围见水肿带，较大者位于右侧基底节区，大小约 2.2 cm×2.1 cm，增强后呈环状不规则明显强化，右侧侧脑室及脑桥受压。脑沟、脑池无扩大，中线结构向左移位。左侧乳突异常信号。检查所见：颅内多发病灶，考虑感染性病变，弓形虫感染？结核？左侧乳突炎症。建议结合临床，进一步检查确诊。

【临床诊断】

HIV 感染（艾滋病期），发热原因待查，颅内多发性占位待查。

【病理结果】

大体所见：灰红不整形脑组织 1 堆，大小 1.2 cm×0.9 cm×0.3 cm。

组织学检查：镜下见脑组织呈现多发性脑脓肿病变，病灶大小不一。脓肿的中央可见坏死组织及液化性坏死区域，脓液中含增生的组织细胞，炎症细胞丰富，包括组织细胞、浆细胞、中性粒细胞和淋巴细胞。脓肿壁内可见增生的胶质细胞及疏松、空网化的脑组织，胶质细胞呈梭形细胞样转化，形成纤维性包裹。血管周围可见炎细胞形成的"袖套"样改变，切缘可见正常残留的脑白质组织。在脓肿内可见嗜碱性弓形虫（又名速殖子，长径 4 ～ 8 μm），虫体呈"新月"形或"豆荚"样等各类结构（图 1-24-1A），纵切面可见典型的卵圆形、嗜碱性的原核。虫体包裹在嗜酸性的包囊中，包囊体积较大易于观察到，最大直径可达 100 ～ 200 μm。破裂后可释放出包囊。部分区域可见其多个包囊的横切面（又名缓殖子，图 1-24-1B）。

组织细胞中可见 PAS 染色（＋）的从包囊中裂解出来的单个或簇状的弓形虫速殖子（图 1-24-1C），呈现特征性的"豆荚"样结构。在病变周围的脑组织内，可见提示性的嗜酸粒细胞浸润形成的微脓肿（图 1-24-1D），也可见到胶质细胞的增生，呈现假胶质瘤样增生。

病理诊断：脑组织内弓形虫（Toxoplasma gondii）性脑炎。

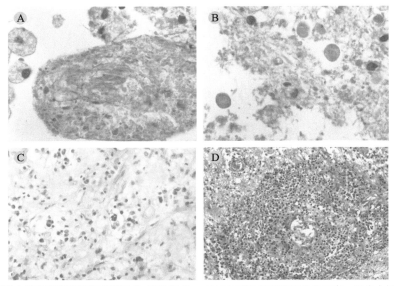

A. 弓形虫脑炎患者脑组织病理切片（HE 染色 ×1000）可见典型的弓形虫包囊，内含大量的虫体（速殖子），"新月"形的虫体可见其中央部位的原核，居中呈纺锤形；B. 弓形虫坏死囊肿病变的中央和周围的坏死组织内可见多个嗜酸性的包囊（HE 染色 ×200）；C. 脑组织内炎症区域内可见紫红色的弓形虫虫体（PAS 特染 ×400），呈现典型的"豆荚"样或"新月体"样结构特点；D. 脑组织病变区域内可见坏死灶周围的嗜酸细胞肉芽肿（HE 染色 ×400），大量的嗜酸细胞反应也是寄生虫等感染的一个显著特点。

图 1-24-1　组织学检查

📋 病例讨论

弓形虫病也称弓形体病、弓浆虫病。弓形虫是一类专性细胞内寄生虫，属于球虫亚纲、真球虫目等孢子球虫科、弓形体属。其完成生活周期需要两类宿主，第一类宿主是中间宿主，包括爬虫类、鱼类、昆虫类、鸟类、哺乳类等动物和人，十分广泛；第二类宿主是终宿主，只存在于猫和猫科动物中。在实际病例中多为因宠物猫、狗等感染导致的人畜共患性寄生虫病，其感染主要侵害呼吸系统、神经系统和淋巴造血系统等。据统计全球约有 10 亿人被弓形虫感染，我国的近年调查表明人群中弓形虫血清阳性率约 5%，因此感染人数可能约有 6000 万。

弓形虫病的致病性病原体多为刚地弓形体（Toxoplasma gondii），是一种特殊的细胞内寄生原虫。根据弓形体发育阶段，此原虫可以分为其生活史中出现的 5 种形态：①滋养体，又称速殖子（tachyzoite），呈新月形，近钝圆端有一原核，在狭长端另有一副核；②包囊，此形态是原虫应对不良生活环境的方式，可长期存活于组织内，包囊呈圆形或椭圆形，直径大到 200 μm 左右，破裂后可释出缓殖子（bradyzoite）；③裂殖体；④配子体；⑤卵囊（oocyst）。前 3 种模态为无性生殖方式，不需要宿主，但后 2 种模态为有性生殖方式，其生活史的完成需同时具备中间宿主和终宿主。弓形虫的中间宿主比较广泛，几乎涵盖生物界的常见动物（包含部分昆虫），常见的中间宿主包括猫、狗、猪等多种哺乳动物，并可见于鸟类和爬虫类。需要注意的是，裂殖体、配子体和卵囊 3 个阶段只存在于作为终宿主的猫科动物中。

弓形虫感染猫后症状严重的可致宿主死亡，但大部分的猫及中间宿主在感染后仅有一过性感染表现，多数成为携带弓形虫的传播源。弓形虫在猫体内会进行有性生殖。当猫食入了含有弓形虫囊体的组织就会释放裂殖子于肠壁中增殖，最终会产生卵囊，并释放于粪便从而排出体外。而体外的卵囊需要适当的温度及湿度，1 ～ 5 天卵囊才具有致病感染力。一旦有猫吞食生肉或接触具有卵囊的组织，就形成了弓形虫的完整生活史。其他中间宿主的感染过程也类似，如犬、羊、老

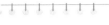
鼠或人类等吞食了有感染能力的卵囊，其内含的裂殖体会穿透肠壁进入血液或淋巴循环，并广泛播散到全身，最后在组织内形成包囊体。另外，弓形虫的感染也可能经由中间宿主的互相吃食而传播，如人类吃了感染弓形虫的生肉，所以猫并不是人类感染弓形虫的唯一来源。

弓形虫在形态学涂片中，典型的滋养体呈弯弓形因而得名，形态类似"豆荚"状或"新月体"样，仔细观察可见弓形虫虫体的一端稍尖，另一端钝圆。虫体涂片可用姬姆萨染色或瑞氏染色，切片可以用 HE 染色。弓形虫在显微镜下可见胞质内有颗粒，原核位于中央偏钝圆侧。姬姆萨染色或瑞氏染色中，细胞质呈灰蓝色，原核呈深蓝紫色，居中或偏向钝圆一端。在电镜观察中还可以观测到顶环、类锥体、弓丝等亚细胞器的细微结构。包囊呈卵圆形，有较厚的囊膜，囊中有数十个至数千个不等的虫体。裂殖体在猫的上皮细胞内进行无性繁殖，1 个裂殖体可以发育形成许多裂殖子。配子体是在猫的肠细胞内进行有性繁殖的虫体。

弓形虫感染的主要病理学特点：①多发性的脑脓肿，中央是坏死组织碎屑、炎性纤维素、泡沫样组织细胞和淋巴浆细胞等，外周是胶质细胞增生形成的囊肿壁，可见增生及转化的胶质细胞，也可以见到肉芽肿结构。②脓肿残存组织内即血管旁见到弓形虫包囊或速殖子、慢殖子等形态，尤其是见到典型的包囊及内涵的弓形虫，是确诊的直接依据。虽然免疫组化染色和血清学抗体检测有一定帮助，但是形态学见到典型的弓形的虫体（弓形虫英文词根 toxon 在希腊语中是"弓"或者"弧形"的意思）才是确诊的金标准。③嗜酸性粒细胞浸润性微脓肿虽然可以见于弓形虫病中，但是并不具有特异性。④血管炎病变，可见血管通透性异常，有出血和血管周围的水肿，淋巴细胞等炎症细胞浸润形成"袖套"样改变，以及血管内皮细胞肿胀、脱落、纤维素样坏死及闭塞脉管炎等特点。虽然非弓形虫脑炎特异性改变，但是对于特殊感染性疾病具有提示性意义。

弓形虫病的感染从时间上可以分为先天性（母婴传播）和后天获得性 2 种方式，由于在临床上弓形虫感染确诊率低，且以隐性感染为多见，所以因母婴传播引起的先天性重症病例多。先天性弓形虫病的病理表现复杂，多数婴儿出生后数月或数年内发生视力或神经系统问题才被确证，常出现的复杂症状有视网膜脉络膜炎、斜视、失明，以及神经系统的癫痫、肢体运动能力发育障碍、智力发育迟缓等，尤其是患儿出现以下临床综合征时应首先想到弓形虫病，其综合征包括视网膜脉络膜炎、脑积水、小头畸形、无脑儿、颅内钙化等。

后天性感染弓形虫时患者因自身免疫状态不同而症状差异较大，免疫状态正常的人主要表现为急性淋巴结炎（约占 90%）、发热、脑或肝脓肿等。但艾滋病（由 HIV 感染、器官移植、恶性肿瘤化疗等导致）患者常有显著全身感染、中毒症状，如高热、皮肤斑丘疹、肌肉酸痛和关节痛、恶心和呕吐、头痛和谵妄等。

肖影群教授病例点评

弓形虫病是最常见的人畜共患病之一，尤其是在豢养宠物的人群中。多数患者为隐匿感染，所以其发病时的确诊率低于预期的发病人数。弓形虫初期感染引起的淋巴结炎虽然容易引起注意，但是通常用活检或其他检查方法很难直接检测到虫体，所以在实际工作中，需要做好对于弓形虫病的临床、病理特征和诊断技术的培训。本病例提供了非常好的案例，同时形态学典型，是非常好的教学材料。由于弓形虫病可以母婴传播，并且危害性极大，所以对孕产妇人群的有效筛查非常必要，开展更为有效的免疫学检测和 PCR 等分子检测也十分必要。

【参考文献】

1. 吴燕，张炎，朱志伟，等.芜湖市宠物猫、犬弓形虫感染情况调查分析.热带病与寄生虫学，2022，20（1）：15-16，20.

2. SMITH N C，GOULART C，HAYWARD J A，et al. Control of human toxoplasmosis. Int J Parasitol，2021，51（2-3）：95-121.

3. 薛纯良.孕期弓形虫感染的诊断、治疗和预防.中国寄生虫学与寄生虫病杂志，2000，18（1）：55-57.

4. 刘德纯，林清森.艾滋病合并弓形虫感染.中国人兽共患病杂志，2001，17（6）：64-67.

5. INNES E A. A brief history and overview of toxoplasma gondii. Zoonoses Public Health，2010，57（1）：1-7.

6. HAY J，HUTCHISON W M. Toxoplasma gondii-an environmental contaminant. Ecol Dis，1983，2（1）：33-43.

7. MURPHY R G，WILLIAMS R H，HUGHES J M，et al. The urban house mouse（mus domesticus）as a reservoir of infection for the human parasite toxoplasma gondii：an unrecognised public health issue? Int J Environ Health Res，2008，18（3）：177-185.

8. John R. Goldblum，Laura W. Lamps，Jesse K. McKenney，et al 罗塞和阿克曼外科病理学.回允中，译.11 版.北京：北京大学医学出版社，2021：2331-2332.

9. SYROCOT（systematic review on congenital toxoplasmosis）Study Group，THIEBAUT R，LEPROUST S，et al. Effectiveness of prenatal treatment for congenital toxoplasmosis：a meta-analysis of individual patients' data. Lancet，2007，369（9556）：115-122.

10. HAMPTON M M. Congenital toxoplasmosis：a review. Neonatal Netw，2015，34（5）：274-278.

（王鹏　杨坤　整理）

第二部分
病理学技术对于感染性疾病的诊断方法

第一节　常用染色方法特点概述

1. 苏木精－伊红染色法

苏木精（hematoxylin）－伊红（eosin）染色法，简称 HE 染色法，是生物学和医学的细胞与组织学最广泛应用的染色方法。HE 染色方法是最常用的组织学染色方法，也是病理形态学分类和鉴别诊断的基础染色技术（图 2-1-1、图 2-1-2）。

笔记

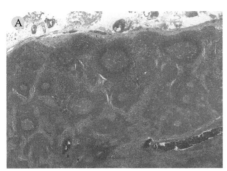
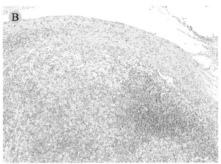

A. 淋巴结的 HE 染色（×100），显示皮质的旺炽增生的生发中心、边缘区和扩张的髓窦，HE 染色的特征是嗜碱性的细胞核呈现蓝色，嗜酸性的成分如细胞的胞质呈现红色，HE 染色穿透力强、色彩对比鲜明，有一定的层次差异，持久不褪色，因而是首选的病理染色方法；B. 艾滋病患者淋巴结病变（HE 染色 ×400），可见淋巴滤泡耗竭及突出的肉芽肿结构。

图 2-1-1 增生的淋巴结和艾滋病患者耗竭的淋巴结 HE 染色

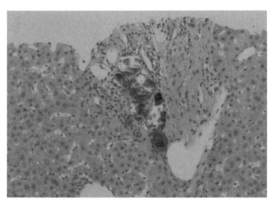

肝脏活检穿刺标本（HE 染色 ×200），在汇管区可见多个血吸虫卵，因钙化而呈现强嗜碱性的钙盐结晶特点。

图 2-1-2 肝脏活检穿刺标本 HE 染色

2. 姬姆萨染色法

姬姆萨染色（Giemsa stain）法的姬姆萨染液是由天青色素、伊红和亚甲蓝组成的混合液，Giemsa 染色相比 HE 染色对于淋巴瘤等来说能更加细腻地显示细胞核的染色质细节，最适于血液涂片、树脂切片的染色，用以骨髓造血细胞、脑脊液等各类脱落细胞（干片法）以及与红细胞等相关的疟原虫、利什曼原虫、立克次体等微生物的鉴别。Giemsa 染色法适合涂片和淋巴造血组织肿瘤的染色，优点是可以更好地显示细胞核的染色质细节和胞质内的特殊嗜染颗粒（图 2-1-3、图 2-1-4）。

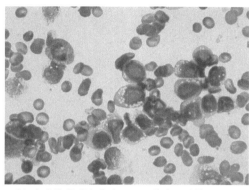

Burkitt 淋巴瘤（L3 型）患者的骨髓涂片（Giemsa 染色，油镜 ×1000），显示淋巴瘤异常"脑回"样的细胞核和细胞内空泡。

图 2-1-3　骨髓 Burkitt 淋巴瘤涂片可见 L3 型肿瘤细胞

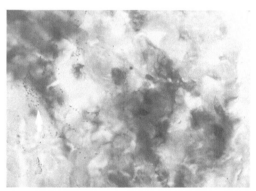

牧区患者的椎体破坏（Giemsa 染色 ×400）。高倍镜下可见其间的短杆菌，特殊的症状结合流行病学史考虑布氏杆菌病。经过 PCR 检测，确认病原体为布氏杆菌。

图 2-1-4　淋巴结弥漫大 B 细胞淋巴瘤的 Giemsa 染色

3. 瑞氏染色法

瑞氏染色法是用瑞氏染色液对细菌进行染色以便进行显微镜检查的染色法。瑞氏染色液是由酸性染料伊红和碱性染料亚甲蓝组成的复合染料，溶于甲醇后解离为带正电的亚甲蓝和带负电的伊红离子。此方法目前已较少采用，而是与 Giemsa 染色联合后改良为 Diff-Quik 染色法。

4. 瑞氏－姬姆萨染色法

瑞氏－姬姆萨染色法又称 Diff-Quik 染色法，主要应用于血液和骨髓涂片染色，它是利用 Romanowsky Stain 技术原理改良而成的。标本涂片经瑞氏－姬姆萨染色液染色后，各类细胞呈现不同的颜色，红细胞呈浅红色，白细胞的核着色非常明显，易对淋巴造血系统尤其是粒系、红系、单核系等进行病态造血的形态学分析（图 2-1-5）。

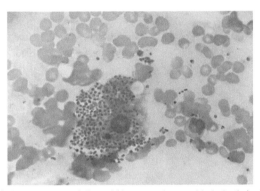

艾滋病患者的骨髓涂片（Diff-Quik 染色，油镜 ×1000），显示组织细胞内吞噬的马尔尼菲篮状菌，细胞质内及周围颗粒状的深蓝色成分即马尔尼菲篮状菌。

图 2-1-5　艾滋病患者的骨髓穿刺涂片中可见组织细胞吞噬的马尔尼菲篮状菌

5. 革兰氏染色法

革兰氏染色（Gram stain）法主要用于细菌的染色。所用的染液主要有苯胺油苯酚复红液、碘液和结晶紫液。染液中的碱性染料（结晶紫）与细菌的核糖核酸镁盐－蛋白质复合物结合，革兰氏阳性细菌摄取的结晶紫较多且较牢固，染色结果呈蓝色或紫色，而革兰氏阴性菌缺乏或含核糖核酸镁盐极少，易被酸性复红和中性红等染成红色。正确区分感染细菌是属于革兰氏阳性还是革兰氏阴性细菌，有助于临床选用合适的抗菌药物。

笔记

6. 巴氏染色法

巴氏染色（Papanicolaou stain）法最早是由希腊裔病理学家、病理医师 Papanicolaou 采用，是为宫颈细胞学诊断而专门改进的一种染色方法，因而称之为巴氏染色。其由 3 种主要染色液构成：苏木素液（显示细胞核）、橙黄 -G6 液（显示细胞质）和 EA36 液（由亮绿、俾士麦棕和伊红 Y 组成，显示细胞质）。巴氏染色可以显示鳞状上皮的激素状态和胞质内的颗粒，染色对比度高，也能够清晰分辨各种微生物，因而被用于各类细胞学需要固定的标本的诊断。巴氏染色法可将鳞状上皮基底层、中层、表层角化前细胞胞质染成程度逐渐降低的浓绿色，表浅层不全角化细胞和全角化细胞胞质可由粉色逐步变为橘红色，细菌和滴虫呈现蓝灰色，肿瘤如高分化鳞癌细胞可出现角化不良的表现。

笔记

第二节　组织化学染色方法

1. 过碘酸希夫染色法

过碘酸希夫（periodic acid Schiff，PAS）染色法主要用于体内糖原的染色，所用的染液主要有高碘酸氧化液和 Schiff 试剂。高碘酸是一种氧化剂，可以把多糖的葡萄糖分子的 2 个相邻的带有羟基的 –C–C– 键打开，生成醛基与染色剂结合，Schiff 试剂中的碱性复红经亚硫酸和二氧化硫的作用，其醌式结构的双键被破坏而消失，成为无色复红，再经过氧化后的醛基与无色复红液结合呈紫红色。PAS 染色方法可以用于鉴别细胞内的空泡状变性及诊断糖类代谢病（图 2-2-1）。

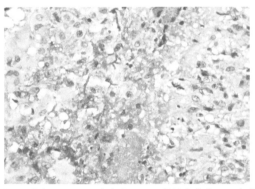

脑组织感染性病变（PAS 染色 ×400）。病变内可见阳性的真菌菌丝，肉芽肿炎症的中央可见坏死组织及菌丝，形态细长且有锐角分支，并可见孢子，形态学符合曲霉菌特点。

图 2-2-1　艾滋病患者全身播散性曲霉菌感染脑组织活检

2. Grocott 六胺银染色法

Grocott 六胺银染色法主要用于真菌、螺旋体的染色，也可用于幽门螺杆菌等小部分细菌的诊断。染液主要包括六胺银原液、六胺银硼砂染色液、核固红染色液或亮绿染色液。六胺银染色的原理是亲银反应或嗜银反应，反应底物是微生物体内的黏多糖和糖蛋白质，

笔记

这些物质经过适量的氧化剂和一定的氧化时间，就能促使糖类结构分子中的乙二醇或氨羟基的碳键断开，生成醛类化合物，进一步与六胺银试剂结合，可以使菌丝和孢子呈黑褐色。在病理诊断中，对疑似真菌感染，可以用 Grocott 六胺银染色进行鉴别，真菌感染时呈现染色阳性（图 2-2-2～图 2-2-4）。

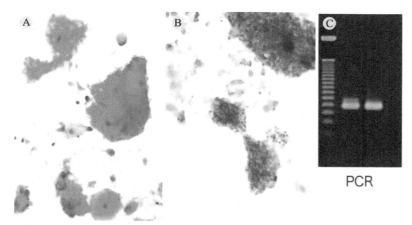

A. 支气管灌洗液涂片（HE 染色 ×400），上方泡沫样的红色无定型物为滋养体；B.Grocott 六胺银染色，卡氏肺孢子菌呈现黑色的银染色阳性结果，仔细观察可见圆形的核膜和居中的小核仁；C.PCR 方法检测其核糖体 DNA 结果阳性，进一步确认 PCP。

图 2-2-2　艾滋病患者卡氏肺孢子菌肺炎的支气管灌洗液标本

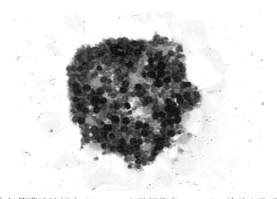

艾滋病患者的肺支气管灌洗液标本（Grocott 六胺银染色 ×400）。涂片上染成深黑色的隐球菌团被清晰显示（具有嗜银特点），与卡氏肺孢子菌的区别是隐球菌因生长状态不同，菌体大小相对不均、菌体一侧常有凹陷。

图 2-2-3　艾滋病患者的支气管灌洗液标本

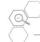
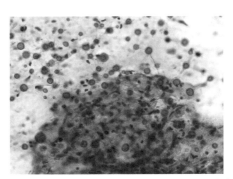

艾滋病患者的淋巴结穿刺涂片标本（HE 染色 ×400）。细胞间和细胞内均见隐球菌，其由于含有宽厚的荚膜而有明显折光性。

图 2-2-4　艾滋病患者的淋巴结穿刺涂片可见厚包膜的隐球菌

3. 梅森三色染色法

梅森三色染色（Masson trichrome stain）法主要用于鉴别胶原纤维和肌纤维。染液包括丽春红酸性复红染色液和苯胺蓝液。组织经一系列阴离子水溶性染料先后或混合染色，肌纤维可以被中等大小的阴离子染料着染，而胶原纤维则被大分子的阴离子染料着染。经Masson 三色染色的胶原纤维呈蓝色（苯胺蓝）或绿色（亮绿），肌纤维呈红色（酸性品红或丽春红），细胞核呈蓝褐色。该方法以 3 种颜色显示结缔组织的多种成分，用以判断各种组织的病变和修复情况，也可以判断病原体（图 2-2-5）。

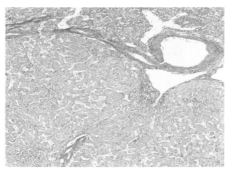

乙肝患者肝硬化期的肝穿刺活检标本（Masson 三色染色 ×200）。苯胺蓝将汇管区内的纤维成分染成深蓝色，丽春红则衬染出肝细胞等细胞成分。

图 2-2-5　肝硬化患者的肝穿刺标本所见

4. 抗酸染色法

抗酸染色法主要用于抗酸杆菌的染色。染液主要为苯酚复红液，抗酸杆菌菌体细胞胞壁内含有类脂质，并由糖脂形成一个蜡质的外壳，因结核分枝杆菌细胞壁内特殊的脂质成分保护，其肽聚糖与染料结合后就很难被酸性脱色剂脱色，故名抗酸染色。该染色方法主要用于结核分枝杆菌、麻风杆菌和非结核分枝杆菌的诊断和鉴别（图 2-2-6、图 2-2-7）。

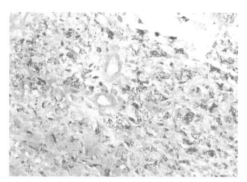

艾滋病患者的肺脏尸检标本（抗酸染色 ×400），可见肺脏坏死组织内的结核分枝杆菌，其被石炭酸复红染成深紫红色。结核分枝杆菌在形态学上与其他抗酸染色阳性的非结核分枝杆菌有所不同，与非结核分枝杆菌相比更加细长、略带弯曲。

图 2-2-6　艾滋病患者支气管病变活检标本所见

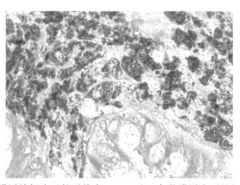

艾滋病患者的肠道黏膜活检标本（抗酸染色 ×1000），在黏膜层内可见细胞胞质内大量抗酸阳性的非结核分枝杆菌，细菌形态相对结核分枝杆菌而言短粗，形态学符合鸟型 – 胞内型分枝杆菌特征。

图 2-2-7　艾滋病患者的结肠黏膜活检中可见分枝杆菌存在

5. 其他

常用的其他特殊染色：① Warthin-Starry 银染色可以用于显示胃幽门螺杆菌和梅毒螺旋体等；②油红 O 染色可以显示脂肪或特殊的脂质成分；③ Gordon-Sweets 银氨染色法用于网状纤维的染色，可以使网状纤维呈黑色；④ Gomori 醛复红染色法用于弹性纤维的染色，可以使弹性纤维呈紫红色；⑤ Mallory 磷钨酸苏木精染色法用于横纹肌组织染色，使横纹肌呈蓝色，胶原纤维呈玫瑰红色；⑥ Nagar-Olsen 染色法用于早期心肌病变组织染色，可以使缺氧的心肌呈红色，正常心肌呈黄色或棕黄色；⑦还有其他组织学的特殊染色在病理诊断方面具有重要作用。

第三节 免疫组织化学或荧光方法

1. 巨细胞病毒等

传统上对巨细胞病毒（cytomegalovirus，CMV）等病毒性感染的诊断主要依赖于特征性细胞病理学观察，如观察到细胞核内或细胞质内有包涵体，或两者同时存在，然而仅有 50% 已知的病毒性感染与特征性的细胞内包涵体相关。免疫组化技术提供了一种更可靠的选择。应用抗 CMV 抗原的单克隆抗体能够检测感染细胞胞核或胞质内的 CMV 抗原，免疫组化的敏感性明显优于在光学显微镜下识别病毒包涵体。免疫组化技术可以用于识别多种病毒，如乙型肝炎病毒、疱疹病毒、腺病毒和 EB 病毒等，在感染性疾病的诊断应用中具有重要作用。

2. 细菌及类似生物

免疫组化对细菌的应用主要集中在胃幽门螺杆菌（helicobacter pylori，Hp）的研究，HE 染色难以判定 Hp（图 2-3-1）。在检测少量细菌时，免疫组化方法具有更高的敏感性和特异性（图 2-3-2）。除了胃幽门螺杆菌外，免疫组化法还可以辅助检测流感嗜血杆菌、衣原体、军团菌等，以及检测立克次体和螺旋体。

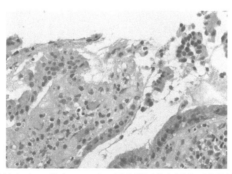

胃炎患者的胃黏膜活检标本（HE 染色 ×400），胃黏膜标本和胃小凹内隐约可见幽门螺杆菌存在。

图 2-3-1 胃炎患者的胃镜黏膜活检可见幽门螺杆菌

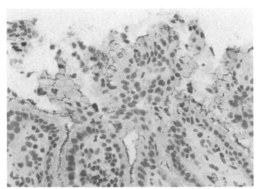

幽门螺杆菌特异性抗体染色（免疫组化染色 ×400），可以清晰确认幽门螺杆菌的存在。

图 2-3-2　胃炎患者的胃镜黏膜活检通过免疫组化染色确认幽门螺杆菌

3. 真菌

HE 染色和特殊染色虽然能够识别真菌感染，但是不能区别形态上相似却有不同抗原性的真菌。免疫组化技术能够根据真菌抗原性的不同，在组织切片上将真菌进行分类。免疫组化技术为组织中确定真菌和鉴定真菌类别提供了新的可靠方法，有助于条件致病真菌感染的诊断。随着特异性抗体的增多和交叉反应的减少，真菌感染的免疫组化技术在病理诊断中具有很好的应用前景（图 2-3-3）。

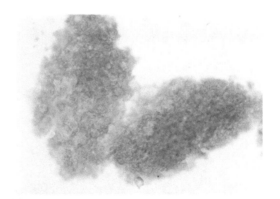

艾滋病患者的支气管灌洗液标本的特异性抗体可以显示耶氏肺孢子菌感染，既往误称为卡氏肺孢子菌。PCP 抗体染色阳性，可见不规则泡沫样的滋养囊（免疫组化染色，油镜 ×1000）。

图 2-3-3　艾滋病患者的支气管灌洗液标本的免疫组化染色检测耶氏肺孢子菌

4. 原虫

原虫由于形态较小并且形态学差异细微，仅有部分可以在 HE 等染色的切片中发现。像阿米巴等可以通过 HE 染色和 PAS 染色确诊，肠道的隐孢子液可以在 HE 染色和抗酸染色中发现，但是像弓形虫等大部分原虫仅通过形态学很难做出明确的诊断。免疫组化技术在检测原虫时有所应用，但是敏感性不高，多因组织坏死而原虫也被溶解。目前免疫组化术可用来检测弓形虫属、隐孢子虫属、溶组织阿米巴属、利什曼虫属和锥虫属等（图 2-3-4）。

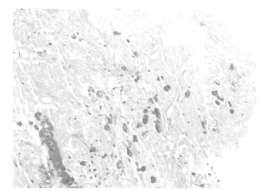

艾滋病患者的肠道黏膜溃疡活检标本（PAS 染色 ×200），可见腔面黏液内的组织化学染色呈紫红色，为阿米巴原虫滋养体。

图 2-3-4　艾滋病患者的肠道溃疡病变，PAS 染色检测到阿米巴滋养体

第四节　核酸探针的原位杂交方法

1. EBER 检测技术

EBER 是 EB 病毒编码的小 RNA，是 EB 病毒的表达产物，在 EB 病毒感染的细胞核中以高拷贝数存在。EBER 原位杂交技术是检测 EBER 是否表达的技术之一，其利用 EBER 特异性探针与标本中 EBER 靶序列互补、杂交后，通过 DAB 显色技术，确定标本中是否有 EB 病毒感染，该方法检测石蜡组织切片中的 EB 病毒具有较高的特异性和灵敏性。目前 EBER 原位杂交已成为组织和细胞中 EB 病毒检测的金标准，在国际中广泛使用。目前主要用于与 EB 病毒密切相关的肿瘤的病理诊断，如鼻咽癌、结外鼻型 NK/T 细胞淋巴瘤等疾病（图 2-4-1、图 2-4-2）。

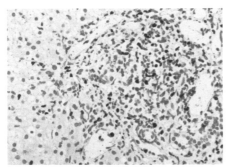

一例年轻男性传染性单核细胞增多症的肝脏穿刺活检（EBER-ISH×400），患者通过 EBER 原位杂交可以检测到汇管区淋巴细胞内的 EB 病毒，提示病毒感染累及多脏器。

图 2-4-1　EB 病毒急性感染的肝脏活检标本

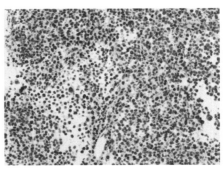

一例年轻男性艾滋病患者脸部的巨大肿块手术活检（EBER-ISH×400），可见淋巴瘤细胞弥漫强阳性，这也是免疫缺陷患者的一种特殊淋巴瘤类型——浆母细胞型淋巴瘤。

图 2-4-2　浆母细胞型淋巴瘤患者的 EBER 原位杂交弥漫强阳性

2. 人乳头瘤病毒检测方法

人乳头瘤病毒（human papilloma virus，HPV）是一类无包膜小

DNA 病毒，常见于外阴、阴道、肛周和口咽部的乳头状病变中，可采用组织学、电镜、免疫组化及核酸检测等方法鉴定。其中原位杂交法应用组织或细胞在病理切片和分子探针上进行 HPV-DNA 杂交，既可以观察组织学形态变化，又可检测 HPV 表达，辅助确定 CIN 的级别，准确定位待测物，具有敏感性高、特异性强的优点。

3. 人类疱疹病毒 8 型检测方法

人类疱疹病毒 8 型（human herpes virus 8，HHV-8）又称卡波西肉瘤相关疱疹病毒（Kaposi's sarcoma-associated herpes virus，KSHV），是在艾滋病患者的卡波西肉瘤组织中发现的。PCR 和原位杂交技术是最常用的检测技术，后者采用地高辛标记的核酸探针，与组织内的病毒核酸进行特异性结合，通过信号显示可以在光镜下观察。原位杂交技术具有明确的定位，能够清晰显示病毒与肿瘤细胞的关系，并且敏感性强（图 2-4-3）。

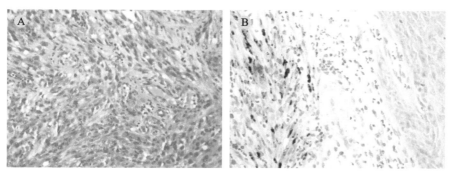

A. 梭形细胞肿瘤具有血管瘤样的结构（HE 染色 ×200）；B.DNA 探针原位杂交可见 HHV-8 的存在（HHV-8 原位杂交 ×200）。

图 2-4-3　艾滋病患者的皮肤卡波西肉瘤活检标本

4. 乙型肝炎病毒检测方法

在组织切片上进行乙型肝炎病毒（hepatitis B virus，HBV）原位杂交检测和 PCR 检测，不仅可以在原位观察到 HBV-DNA 的分布和数量，还能观察 HBV-DNA 与细胞病变的关系。原位杂交所需的组织少，只需要普通的石蜡切片就可以检测，而且结果可以长期保存。原位 PCR 检测可以检测低拷贝数的 HBV-DNA 甚至闭合环状 DNA（cccDNA），有助于阐明病毒的致病机制。

5. 荧光原位杂交技术

荧光原位杂交（fluorescence in situ hybridization，FISH）技术以荧光素标记已知序列的核苷酸（DNA 或 RNA）片段作为探针，与切片或细胞中待测的核酸进行杂交，显色后进行定性、定量或相对定位分析。FISH 技术较传统的遗传学分析实验周期短，并且多色 FISH 更是可以利用不同颜色显示多种序列的存在或变化。FISH 技术可以利用石蜡切片分析肿瘤细胞的单细胞胞核内基因的变化，目前已经广泛应用于肿瘤研究中基因扩增、易位重排及缺失等的检测中（图 2-4-4）。

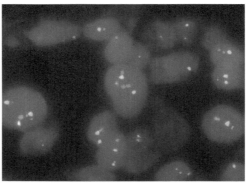

乳腺癌患者的 FISH 检测（Her-2/ 着丝粒 DNA 探针 ×1000）。红色的是 HER-neu 基因探针，绿色的是对应染色的着丝粒探针，可见肿瘤细胞内红色的 HER-neu 基因拷贝数目异常增多（正常仅有 2 个），提示肿瘤的发生和发展与 HER-neu 基因异常有关，可以使用相关的靶向药物治疗。

图 2-4-4　乳腺癌患者切除标本的 HER-neu 双色荧光原位杂交

笔记

第五节　核酸的扩增及测序

1. 聚合酶链反应

聚合酶链反应（polymerase chain reaction，PCR）技术是在模板DNA、引物和脱氧核糖核酸底物存在下，依赖于DNA聚合酶的酶促合成新的靶DNA片段。其包括3个反应步骤：模板DNA的变性、模板DNA与引物的退火（复性）和引物的延伸，重复循环变性—退火—延伸这3个主要步骤。其效率高，2～3小时就能将目的基因扩增几百万倍，大大提高了DNA的复制或检测能力。目前PCR技术有很多变种，广泛应用于医疗、检测和生物合成的各个领域，包括病原体检测、产前诊断、基因突变筛查、序列研究分析、亲子鉴定诊断、法医取证等。

2. 连接酶链反应

连接酶链反应（ligase chain reaction，LCR）技术是利用连接酶，将人工合成的寡核苷酸进行连接后再扩增。运用LCR技术后，利用电泳技术即可以检测靶序列DNA的点突变。LCR在识别点突变方面优于PCR，可以用于人类单碱基突变遗传病的检测并且LCR能够连接PCR扩增的片段，进行多位点同时定向诱变或随机化设计。

3. 高通量测序技术

高通量测序技术（high-throughput sequencing）又称为"下一代"测序技术（next generation sequencing，NGS），这是相对于传统的Sanger测序而言的，以能一次并行对几十万到几百万条DNA分子进行序列测定和一般读长短等为标志。目前高通量测序主要有以下几种：大规模平行签名测序（massively parallel signature sequencing，

笔记

MPSS）、聚合酶克隆（Polony sequencing）、454 焦磷酸测序（454 pyrosequencing）、Illumina（Solexa）sequencing、ABI SOLiD sequencing、离子半导体测序（Ion semiconductor sequencing）、DNA 纳米球测序（DNA nanoball sequencing）等。高通量测序技术有完美的定量功能，主要应用于大规模基因组测序、基因表达分析、非编码小分子 RNA 的鉴定、转录因子靶基因的筛选和 DNA 甲基化的相关研究等方面。

4. 原位杂交 PCR 技术

原位杂交 PCR（PCR in situ hybridization，ISH-PCR）技术是近几十年发展起来的技术，该技术需要高敏性的显色技术，目前多用于检测病原体的 DNA 或 RNA（图 2-5-1）。

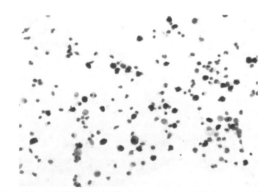

新型冠状病毒感染患者胸腔积液涂片的原位杂交 RT-PCR 检测（DAB 显色 ×400），这种方法可以将 PCR 的高敏感性和原位杂交的细胞内定位显示结合起来，棕色信号显示新型冠状病毒存在于部分组织细胞和间皮细胞内。

图 2-5-1 胸腔积液细胞学涂片的原位杂交 RT-PCR 检测

笔记

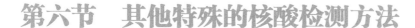

第六节　其他特殊的核酸检测方法

1. HPV 杂交捕获

HPV 杂交捕获采用全长 8000 个碱基对的 RNA 探针（混合"鸡尾酒"探针），结合基因杂交、抗体捕获和化学发光信号放大方法，定性且定量地检测 WHO 公布的 14 种高危型 HPV：16、18、31、33、35、39、45、51、52、56、58、59 和 68 型。主要原理是：①将样本 DNA 双链分解为单链 DNA；②将 RNA 探针与 DNA 单链结合成 RNA-DNA 杂交体；③特异性的一抗捕获 RNA-DNA 杂交体；④携带碱性磷酸酶的特异性二抗与 RNA-DNA 杂交体结合；⑤利用基因信号放大仪检测化学发光信号。目前 HPV 杂交捕获技术广泛应用于子宫颈癌的筛查、ASCUS 的分流与管理、宫颈病变术后的追踪与管理及 CIN 转归的预测。

2. RNA 捕获杂交技术

RNA 捕获杂交技术是一种 RNA 扩增技术，主要是将微量 RNA 通过体外转录线性化扩增予以放大，然后用于进行芯片杂交或继续基因表达分析。利用 T7 启动子和反转录酶 +RNA 聚合酶进行 RNA 恒温扩增，放大靶目标核酸的数目，而后进行特异性探针的杂交捕获，可以高度敏感地检测病毒或支原体等病原微生物。

3. RNAscope® 检测技术

RNAscope® 检测技术是新近发展的 RNA 探针检测技术，其敏感度高，可以检测病原体 rsRNA 或基因翻译的 mRNA，相较于传统的 DNA 检测技术更加灵敏和准确。RNAscope® 是一项新颖的用于检测位于完整细胞中目标 RNA 的原位杂交检测技术。该技术以其能放大特异性信号而非噪音信号的专利探针设计方法，针对靶细胞或微生

笔记

物体内更加丰富的 RNA 设计原位杂交探针，其敏感性高于传统意义上的针对细胞核内 DNA 序列的检测技术，也高于常用的免疫组化技术，是目前形态学方法检测领域的一项重大进步（图 2-6-1）。

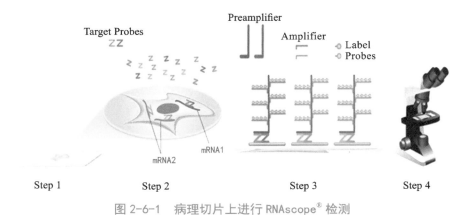

图 2-6-1　病理切片上进行 RNAscope® 检测

4. 突变检测技术

突变检测技术主要包括两个方面：①在基因组范围内或某一特定的片段搜寻未知位置的分子多态；②对已知序列特征的分子多态，确定其在群体中的分布范围和分布频率。常用的突变检测技术主要是测序方法。既往采用的 Southern 和 Northern 核酸杂交技术比较复杂，目前主要是采用 PCR 方法，利用 DNA 聚合酶来延伸结合在特定序列模板上的引物，直到掺入一种终止链终止核苷酸为止。主要操作流程包括 DNA 抽提、DNA 定量、PCR 扩增、鉴定与纯化、电泳、测序反应产物与数据分析。突变检测技术广泛应用于肿瘤的发病机制研究、预测原癌基因相关药物疗效、预测肿瘤发展和了解肿瘤的恶性化程度。

5. 蛋白质组学技术

蛋白质组学技术已成为现代生命科学领域中的热点之一，其应用前景已在临床探索中得到印证，如发现新的疾病生物标志物、鉴定疾病相关蛋白质、开发新的药物靶点等。主要包括：①双向电泳

笔记

技术和双向差异凝胶电泳技术；②蛋白质谱分析技术，目前较常用的质谱分析仪有液相色谱 – 质谱联用仪（liquid chromatograph-mass spectrometer，LC-MS）、气相色谱质谱联用仪（gas chromatograph-mass spectrometer，GC-MS）、基质辅助激光解吸电离飞行时间质谱仪（matrix-assisted laser desorption ionization-time of flight-mass spectrometer，MALDI-TOF-MS）等；③生物信息学技术；④蛋白质芯片技术；⑤同位素标记定量技术等。

【参考文献】

1. 孙磊，李龙萍，王鹏，等 . 532 例艾滋病患者支气管肺泡灌洗液细胞病理学分析 . 诊断病理学杂志，2016，23（1）：27-31.

2. 刘蕾，张黔英，宫恩聪 . 原位 PCR 方法检测国人艾滋病肾组织 HIV-DNA. 北京大学学报（医学版），2003，35（2）：174-175.

3. 张亮，李兴旺，沈冰，等 . 艾滋病患者支气管肺泡灌洗液标本中三种卡氏肺孢子菌检测方法的比较 . 中华病理学杂志，2011，40（7）：482-484.

4. 王慧林，刘雪 . 宏基因组学二代测序技术在感染性呼吸系统疾病病原体诊断中的应用进展 . 微生物与感染，2021，16（2）：117-122.

5. DHARNIDHARKA V R，WEBSTER A C，MARTINEZ O M，et al. Post-transplant lymphoproliferative disorders. Nat Rev Dis Primers，2016，2：15088.

6. PIANTADOSI A，MUKERJI S S，YE S，et al. Enhanced virus detection and metagenomic sequencing in patients with meningitis and encephalitis. mBio，2021，12（4）：e0114321.

7. MA L，LI H，LAN J，et al. Comprehensive analyses of bioinformatics applications in the fight against COVID-19 pandemic. Comput Biol Chem，2021，95：107599.

8. BAH E I，LAMAH M C，FLETCHER T，et al. Clinical presentation of patients with Ebola virus disease in Conakry，Guinea. N Engl J Med，2015，372（1）：40-47.

（王鹏　张亮　马志园　整理）

笔记